EL AYUNO DE DOPAMINA

Cómo Desintoxicarte de la Adicción a la Dopamina
y Cambiar tu Vida en Tiempo Récord

ELLIS MCGILL

© **Copyright 2021 – Ellis McGill - Todos los derechos reservados.**

Este documento está orientado a proporcionar información exacta y confiable con respecto al tema tratado. La publicación se vende con la idea de que el editor no tiene la obligación de prestar servicios oficialmente autorizados o de otro modo calificados. Si es necesario un consejo legal o profesional, se debe consultar con un individuo practicado en la profesión.

- Tomado de una Declaración de Principios que fue aceptada y aprobada por unanimidad por un Comité del Colegio de Abogados de Estados Unidos y un Comité de Editores y Asociaciones.

De ninguna manera es legal reproducir, duplicar o transmitir cualquier parte de este documento en forma electrónica o impresa.

La grabación de esta publicación está estrictamente prohibida y no se permite el almacenamiento de este documento a menos que cuente con el permiso por escrito del editor. Todos los derechos reservados.

La información provista en este documento es considerada veraz y coherente, en el sentido de que cualquier responsabilidad, en términos de falta de atención o de otro tipo, por el uso o abuso de cualquier política, proceso o dirección contenida en el mismo, es responsabilidad absoluta y exclusiva del lector receptor. Bajo ninguna circunstancia se responsabilizará legalmente al editor por cualquier reparación, daño o pérdida monetaria como consecuencia de la información contenida en este documento, ya sea directa o indirectamente.

Los autores respectivos poseen todos los derechos de autor que no pertenecen al editor.

La información contenida en este documento se ofrece únicamente con fines informativos, y es universal como tal. La presentación de la información se realiza sin contrato y sin ningún tipo de garantía endosada.

El uso de marcas comerciales en este documento carece de consentimiento, y la publicación de la marca comercial no tiene ni el permiso ni el respaldo del propietario de la misma.

Todas las marcas comerciales dentro de este libro se usan solo para fines de aclaración y pertenecen a sus propietarios, quienes no están relacionados con este documento.

Índice

Introducción   vii

1. Los neurotransmisores, la dopamina y su función en al ser humano   1
2. Hay un pequeño problema con la dopamina   7
3. Es posible desintoxicarse y obtener beneficios de ello   37
4. Método de 3 sencillos pasos para una desintoxicación bien hecha   43
5. Comprometerte, comenzar a trabajar y superar tu procrastinación   59
6. Limitando el uso de tu celular   77
7. Algunos programas útiles   91
8. Pequeños trucos para la productividad   103
9. Es posible tener recaídas y malos momentos   151

Conclusión   163

Introducción

Este libro es para ti, que sigues postergando sesiones de trabajo sumamente importantes, que te sientes inquieto/a o incapaz de concentrarte en las tareas de que debes realizar durante el día, y que tienes problemas para realizar sin apatía acciones que te lleven a realizar metas importantes para encaminar tu vida. Si alguna de estas afirmaciones se relaciona contigo, lo más probable es que necesites una desintoxicación de dopamina.

Vivimos en un mundo en el que las distracciones se encuentran a cada momento, en cada lugar, mires a donde mires, habrá algo que esté pensado para obtener tu atención. Es por eso que la capacidad de concentración de las personas es cada vez menor: nos hemos acostumbrado a responder tanto a estos estímulos que ignorarlos es una habilidad que pocos tienen.

Introducción

Estamos sometidos a estimulantes constantes, que nos hacen sentir inquietud y ansiedad sin identificar precisamente por qué. Y es así que también perdemos el rumbo de nuestra vida y el control de nuestras acciones sin siquiera darnos cuenta de lo que está sucediendo. Es por eso que cuando es momento de concentrarnos, trabajar y esforzarnos en realizar acciones que eventualmente llevarán a nuestro bienestar y crecimiento, encontramos miles de excusas, distractores y "cosas mejores que hacer".

Estas acciones pueden parecer tan sencillas como el bajar a la cocina por algún antojo, salir de fiesta, revisar los correos electrónicos u organizar nuestra computadora.

Pueden parecer acciones inofensivas y sin gran relevancia, pero en realidad nada de esto es lo que en verdad deberíamos hacer.

Repetir este mismo patrón, día tras día, eventualmente termina en ti dejando escapar todas esas oportunidades que podrían ayudarte a alcanzar sueños, objetivos y metas que has anhelado por mucho tiempo y de los que has perdido camino. Esto también disminuye nuestro rendimiento, nuestra capacidad y los logros que podríamos obtener, lo que lleva a afectar nuestra autoestima y genera sentimientos negativos en nuestra persona como la desilusión, frustración, apatía, enojo o celos.

Introducción

Sin embargo, esto no tiene por qué continuar y hay maneras de ayudarte a lograr superar todo esto. Una vez que identifiques tus mayores distractores y te alejes de todos estos procesos de sobre estimulación, disminuirá tu nivel de inquietud, serás capaz de concentrarte en aquellas tareas que parecen imposibles y, en general, mejorarás tu productividad.

Este proceso, de manera constante, te permitirá generar un nuevo hábito que encaminará tu vida a una mayor felicidad y bienestar, generando tu propio éxito. Es posible dejar de lado todos los estímulos que no aportan a tu vida, y aún más posible es recuperar el enfoque en aquellos proyectos de impacto que lleven al cumplimiento de tus anhelos.

Dentro de este libro, aprenderás a eliminar la sobre estimulación, a sentirte en calma y tranquilidad con el trabajo que debas hacer, a motivarte de manera sana a trabajar en aquellas actividades clave que te encaminen a lograr tus metas en vez de seguir procrastinando, y a eliminar todas las distracciones y actividades improductivas que aquejan tu vida, disparando tu capacidad de concentración y más.

¿Estás listo/a para cambiar tu vida y tus procesos mentales? Sigue leyendo.

1

Los neurotransmisores, la dopamina y su función en al ser humano

En la televisión, algún libro, revista, artículo de interés, o en alguna conversación, seguramente has escuchado la palabra "dopamina", y seguramente tienes una buena o vaga idea de lo que significa. Comenzaremos este libro por definir de manera sencilla la dopamina, su rol y aplicaciones en la vida diaria.

La dopamina es un neurotransmisor, es decir, una biomolécula que permite compartir información desde una neurona a otra, a una célula muscular, o glándula, mediante sinapsis. La dopamina media el placer en el cerebro. Este neurotransmisor "anticipa recompensas", como podría ser hacer ejercicio, tener relaciones sexuales, comer alimentos nutritivos o escuchar música.

. . .

El estímulo para actuar y realizar ciertas funciones motoras proviene de la dopamina, permite obtener fuerza o motivación para desear realizar una infinidad de actividades. Es entonces, una biomolécula de gran utilidad que ha servido al ser humano para sobrevivir y reproducirse, además de que es un gran estimulante y probablemente, a ti y a mí nos ha mantenido vivos hasta ahora.

Sin embargo, y contrariamente a lo que muchas personas podrían pensar, la dopamina no es la sustancia química que debería ser asociada al placer, ya que un evento podría desencadenar la liberación de este neurotransmisor y no ser necesariamente algo que te guste o te cause placer. Puedes hacer un pequeño experimento, y prestar con mucha atención cómo actúas tan pronto obtienes la recompensa esperada que crees que liberará la dopamina: puede que después te sientas insatisfecho/a o indiferente.

Puedes intentarlo con cantidades enormes de estimulantes, pero la satisfacción que buscas posiblemente no será brindada de la manera en la que esperas. Y, aun así, la realidad es que muchos de nosotros estamos expuestos a una constante sobre estimulación, lo que a su vez nos lleva a buscar más y más fuentes de estímulos que logren desencadenar una liberación de dopamina.

. . .

Es entonces que nos sentimos insatisfechos, comenzamos a buscar cada vez más y cuanto más lo hacemos, esta sensación de insatisfacción se vuelve peor, ¿por qué?

Te invito ahora a mirar al interior y reflexionar sobre tu propia vida. ¿Tienes alguna adicción? ¿Hay algo que anhelas? ¿Eres capaz de identificar las principales fuentes de estimulación en tu vida? ¿Crees que esta cantidad de estimulantes te hace realmente feliz? No es que hablemos de adicciones a sustancias ilegales o venenosas, es posible que seas una persona adicta a diferentes actividades que resultan altamente estimulantes, como pueden serlo jugar videojuegos, recibir validación de redes sociales o leer mensajes y correos electrónicos.

Estas actividades pueden llevar rápidamente a la pérdida del autocontrol, ya que hacen a cualquier persona desear más y más estimulación: incluso aunque no te proporcionen algún placer verdadero, ni felicidad ni satisfacción que sea duradera, seguramente continuarás navegando por la web, jugando otra partida y agregando personas a tus redes sociales. Pues claro, porque es necesaria una nueva dosis de dopamina, ¿estoy en lo correcto?

. . .

Y también, otro efecto de este tipo de estimulaciones es la distracción.

Realizar cualquier tarea que requiera de cierto grado de concentración se convierte en algo mucho más difícil, si no es que imposible, lo que lleva a posponer la realización de las mismas: has planeado escribir un libro, pero no dejas de retrasar la conclusión de tu último capítulo; has querido iniciar una empresa, pero has pospuesto los primeros pasos o los proyectos más importantes para llevar esta iniciativa a cabo.

La dopamina, desde la perspectiva de la biología y el papel de la evolución, tiene la función de alentar al ser humano a actuar para poder obtener una recompensa anticipada necesaria para asegurar la preservación de la especie, encaminado a dos principales objetivos: la supervivencia del individuo y su reproducción. Este neurotransmisor se produce además por una gran cantidad de otros animales.

Sin embargo, la dopamina puede incluso ser creada en laboratorios. Pero de igual manera, en el mundo contemporáneo, el proceso puede ser manipulado y llevarse a diversas consecuencias que no serán benéficas y pueden generar problemas en la vida y el bienestar de las personas, como veremos más adelante.

. . .

¿Quieres tomar acción? Aún si no crees que lo que leíste podría aplicar contigo, hazte las siguientes preguntas y contesta con sinceridad: ¿Hay algo a lo que seas adicto/a?

¿Cuáles son tus principales fuentes de estimulación? ¿Qué tan seguido las recibes? ¿Son algo que realmente te hace feliz?

2

Hay un pequeño problema con la dopamina

Ahora que entendimos la función de la dopamina y su importante papel dentro de la dinámica biológica y el punto de vista evolutivo, es necesario entender que hay maneras de manipular el funcionamiento de este neurotransmisor, incluso decir que ha sido "secuestrado", ya que así podremos encontrar maneras de actuar para proteger a tu persona de la sobre estimulación y las trampas que la falsa generación de dopamina puede llegar a ser.

Podríamos decir que la dopamina a veces puede estar de más, la podríamos pensar como un neurotransmisor que puede llegar a sobrar, y esto es porque cuanto más provoquemos la liberación de dopamina (ya sea debido a nuestro entorno o a nuestras propias acciones), más sentimos como necesaria una nueva "dosis" de dopamina. Incluso esta necesidad de refuerzo es referible a la manera en la que muchas adicciones a diversas sustancias funcionan.

Activar de manera continua la liberación de dopamina mediante diversas acciones es fácilmente comparable con el consumo de drogas o alcohol, ya que así funcionan también los adictos, únicamente fortaleciendo y superando su tolerancia a este tipo de estimulantes. Esto resulta en la necesidad de dosis cada vez mayores o sustancias cada vez más fuertes para lograr experimentar la misma sensación de placer o bienestar que obtenían al principio. Así, claramente, podemos ver que las adicciones no son limitables a sustancias psicoactivas como las drogas, el alcohol o la nicotina.

Hay muchas actividades con la capacidad de volverse altamente adictivas: apostar, tener relaciones sexuales, ir de compras, repetir pensamientos o inquietudes en la mente, jugar videojuegos, hacer ejercicio, trabajar… todo esto podría resultar en una adicción. ¿Tienes algún problema con alguna de estas actividades? ¿Podrías ser adicto o adicta a algo sin haberte dado cuenta?

. . .

Si no eres capaz de pasar un solo día sin realizar una determinada actividad, es posible que hayas desarrollado una leve (o más que leve) adicción a ésta. Afortunadamente, más adelante encontraremos maneras de limitar la cantidad de estímulos que recibimos y exponernos en menor medida a sus efectos. Verás que reducir la exposición a tantas actividades estimulantes logrará poco a poco incrementar tu enfoque y mejorar tus niveles de productividad.

A continuación, veremos si es posible que tu liberación de dopamina haya sido manipulada de algún modo por las dinámicas de vida actuales, y, aún más importante que esto, veremos que hay algunas acciones específicas que te permitirán recuperar el control de tus neurotransmisores.

¿Quieres tomar acción? Aún si no crees que lo que leíste podría aplicar contigo, realiza el siguiente ejercicio y contesta con sinceridad: escribe en donde prefieras alguna situación (pasada o reciente) en la que no hayas sido capaz de dejar de hacer algo. ¿Hay alguna actividad de la que no te sea posible alejarte por lo menos un día entero? Si puedes, escríbela también.

. . .

Tus neurotransmisores han sido, de alguna u otra forma, manipulados

La atención humana es, en estos tiempos, sumamente valiosa. Es por esto que muchas compañías invierten miles de millones en especialistas en marketing y campañas promocionales, para lograr atraer tu atención. Es por esto que podríamos decir que tus neurotransmisores son manipulados, o incluso secuestrados.

Hay mucho contenido y aplicaciones en internet diseñadas para atrapar tu atención. Empresas como YouTube, Facebook, Instagram, entre otras, pertenecientes a las redes sociales, ganan más dinero entre más tiempo pases dentro de sus plataformas, ya que se benefician a través de la publicidad. Uno de sus grandes aciertos ha sido la implementación de notificaciones. ¿No te pasa, acaso, que estás listo/a para concentrarte en algo, pero de repente suena una notificación en tu pantalla? Y entonces, ¿la revisas? Si es así, ¿cuánto tiempo pierdes después de ver esa notificación?

Probablemente pierdes cientos de horas cada año poniendo atención al contenido de las redes sociales. Y eso no es todo, porque estas compañías son conscientes de esto, y han diseñado algoritmos cada vez más especializados, que han mejorado de una manera incomprensible su capacidad para enganchar al público objetivo.

Por ejemplo, el sistema que utiliza Amazon para recomendar libros es sumamente preciso y generalizado, más que cualquier sistema o recomendación que te pudieran dar en tu librería física favorita. O, por otro lado, está YouTube, cuyo algoritmo conoce perfectamente lo que atraerá tu atención y los videos que harán que te quedes en su plataforma. Ni comencemos a hablar de Facebook, la información que manejan sobre ti, tus intereses y relaciones es mucho mayor de lo que puedes imaginar.

Y si no me crees, podemos hacer un pequeño experimento. Visita tu aplicación favorita para obtener noticias, busca un par de videos sugeridos sobre un tema similar y espera a ver qué sucede. Te daré un ejemplo: en algún momento, vi un video de un partido de fútbol que no terminé de ver, e inmediatamente recibí una recomendación para ver un video similar, así que la acepté y vi el segundo video. Recibí una nueva recomendación, y otra, y otra más… Podemos hacer otro experimento: busca en diferentes plataformas un mismo producto. Dos búsquedas bastarán para comenzar a recibir una amplia y constante publicidad de este producto.

. . .

El desarrollo de estos algoritmos que rápidamente captan tu interés tiene tanto beneficios como consecuencias negativas.

El principal punto a favor es la facilidad que tenemos para descubrir contenido realmente afín a nuestros intereses, sin embargo, el lado negativo es que es también mucho más fácil engancharse a un círculo vicioso que parecerá no tener fin, reproduciendo un video tras otro.

Así, incluso podríamos decir que no somos nosotros quienes utilizamos internet para ampliar nuestros conocimientos o mantener comunicación con aquellos que están lejos, sino que internet es quien nos usa a nosotros a su favor, secuestrando nuestra atención, volviéndonos personas improductivas y, a su vez, personas ansiosas.

Nos inquieta obtener validación del internet, y un ejemplo perfecto son las notificaciones de las diferentes redes sociales: el ver una notificación anticipa que, al revisarla, obtendrás algún tipo de placer debido al reconocimiento que ésta representa, lo que desencadena la liberación de dopamina en tu cerebro.

. . .

Sin embargo, el contenido que pueda llegar a desplegar no generará en ti ningún tipo de satisfacción o felicidad, y si lo hace, no durará por mucho tiempo.

Tienes que recordar que la dopamina no es una fórmula química que te asegura placer, sino un neurotransmisor que se activa cuando identifica un placer potencial de alguna forma. Esto suele ser temporal, no durará ni te asegurará un bienestar a largo plazo. Y esto sucede en muchas otras redes sociales, plataformas y páginas de internet, que secuestran tu atención y también manipulan a tus neurotransmisores.

Por ejemplo, podríamos tomar en cuenta que cada que revisas tus mensajes esperas una recompensa (un amigo acordándose de ti, o alguna noticia importante o emocionante). De igual manera, revisar las estadísticas de alguna cartera de inversiones, de tráfico de algún sitio web, vaya, incluso de tu aplicación de banco, te hacen esperar una recompensa al querer encontrar números alentadores; incluso el no tener certeza de lo que encontrarás puede hacerlo más emocionante para ti.

. . .

Y en cuanto a las redes sociales, encontramos muchos otros factores más: visitar YouTube te hace esperar ver videos nuevos, que te emocionen o te entretengan; visitar Facebook, Twitter, Instagram, entre otras, te hace anticipar recompensas y reconocimiento, como reacciones y comentarios en tus publicaciones, mensajes de aliento o admiración y contenido que sea adecuado a tus gustos e intereses.

Todas estas actividades, si bien te hacen sentir feliz de manera efímera, también te hacen correr diversos riesgos: no simplemente te rodeas de sobre estímulos, sino que te distraes, y esto resulta en una importante pérdida de capacidad para concentrarte. Si alguna vez has intentado (y has logrado) alejarte del internet o las redes sociales por algunos días, seguramente has identificado que pueden ser una verdadera pérdida de tiempo, que no te permite concentrarte en otras actividades más que revisar constantemente tu muro de noticias.

¿Quieres tomar acción? Aún si no crees que lo que leíste podría aplicar contigo, hazte las siguientes preguntas y contesta con sinceridad: ¿Te has dado cuenta de esto?

¿Permites que tus neurotransmisores sean manipulados?

. . .

Peor aún, ¿han sido secuestrados ya?

El lado negativo de los antojos de comida

Cazar comida fue, en algún momento, uno de los mayores impulsos para tomar acción.

Tener hambre, y el anticipar una gran recompensa mediante la caza, que permitiría satisfacer una importante necesidad, llevaba a nuestros ancestros a actuar. Y esto aún sucede. Y más allá, tanto en esos tiempos como ahora, la comida de la que más placer obtenemos no es sólo nutritiva y llena de sabor, sino que a menudo contiene azúcar.

Diversos estudios y diversos expertos en el tema, han demostrado que el deseo por comer alimentos dulces es innato y sumamente común, ya que el azúcar ayuda a desencadenar el proceso de liberación de dopamina que, por ende, nos hace sentir bien. Se ha demostrado que una combinación de azúcares y grasas es suficientemente eficaz para lograr estimular este proceso de recompensas que se genera en nuestro cerebro a través de la dopamina.

• • •

Esto explica muy bien por qué nos gusta tanto obtener ciertos alimentos compuestos por azúcar y grasas.

A pesar de que esto hacía sentido en épocas anteriores, actualmente vivimos en un entorno distinto, dentro del cual, si bien aún necesitamos alimentos para subsistir, la necesidad anticipada que llevaba a nuestros ancestros a cazar y moverse por días para encontrar comida es ahora inexistente.

Es ahora algo tan fácil como salir al supermercado o ir a tiendas locales y obtener lo que sea que queramos pagando con dinero a cambio. No es un proceso que requiera un gran esfuerzo.

Incluso, muchos de nosotros tenemos el privilegio de poder comprar comida en abundancia, y eso es bueno. Sin embargo, todos evolucionamos de la misma manera y nuestro proceso biológico sigue siendo el mismo: experimentamos aún un sentimiento de anticipación cuando tenemos ante nosotros comida que sea rica, que nos guste mucho, o de la que tengamos altas expectativas.

Y es así como la industria alimentaria puede jugar en nuestra contra. Especialistas en marketing dedicados a esta industria específica realizan campañas millonarias para incitar a los consumidores a comprar los productos que continuamente lanzan al mercado. ¡Y los trucos son muchísimos! Por ejemplo, es sabido que, al agregar azúcar y otros estimulantes a la comida, es posible lograr que las personas encuentren algún producto no solo apetecible, sino altamente deseable. Es por esto que, si te detienes a leer los ingredientes de cualquier alimento que haya sido procesado, encontrarás azúcares añadidos en cada una de las listas que examines.

Es importante mencionar también que, aunque se ha debatido mucho sobre la verdadera capacidad del azúcar para generar adicción, no es muy probable que ésta llegue tan lejos como, por ejemplo, la adicción a sustancias psicoactivas. Si bien el consumir azúcar se puede convertir en una adicción, esta puede llegar a ser, por mucho, tan fuerte como la adicción al tabaco, y no como algunas drogas que fácilmente generan dependencia.

Y, además, diversos científicos, psiquiatras y profesores en nutrición, han expresado que es absurdo pensar que el ingerir azúcar pueda ser tan adictivo como consumir drogas duras, ya que, si bien este hábito puede crear dependencia, no es ni cerca la misma adicción que se puede generar a los opiáceos, por ejemplo. Esto sucede ya que el sistema de recompensas que guía al cerebro y que controla a la conducta alimentaria también responde a los procesos de abuso de drogas, con la diferencia de que esas sustancias parecen tomar el control de este sistema y apoderarse del control instintivo, cosa que el azúcar no hace. Así, tampoco es posible presentar síntomas de abstinencia al reducir la ingesta de azúcar.

Es normal tener deseos por azúcar y grasas.

En los humanos, es un deseo sumamente natural, que, si bien puede no generar una adicción propiamente dicha en nosotros, podrías considerar reducir la ingesta diaria o semanal y reducir la dependencia a éstos, especialmente al azúcar, ya que la generación de dopamina y estimulación constante pueden afectar tu capacidad para pensar a largo plazo, y eso es algo que no puedes permitir.

En estudios realizados sobre factores que llevan al éxito, se ha discutido la capacidad de pensar a largo plazo como un posible predictor de éxito, porque aquellas personas constantemente concentradas en los logros que quieren tener o los lugares en los que quieren estar en el futuro, tienden a tomar mejores decisiones en su presente, encaminadas a ello. E incluso, en el tema de autocuidados, tienden a comer de manera saludable, ser más productivos en distintas áreas e incluso tienden a participar en dinámicas de inversión y ahorro.

Para obtener éxito financiero y personal, investigadores han llegado a concluir que tener una perspectiva a largo plazo es un determinante sumamente importante, ya que la capacidad de pensar varios años hacia el futuro tomando decisiones conscientes en el presente es invaluable. Sin embargo, actualmente es complicado mantener un enfoque constante en nuestros objetivos futuros, y pensar a largo plazo es cada vez más difícil.

Hay muchos condicionantes y circunstancias externas que nos enfocan al pensamiento inmediato, rápido y a corto plazo, que además animan a continuar la persecución por la gratificación inmediata. A pesar de que muchas personas sabemos lo que tendríamos que estar haciendo, no llegamos a realizar acciones concretas; un ejemplo es que, aunque muchos de nosotros tenemos claro que es necesario comer de manera saludable, es común tener atracones de comida dulce, grasosa, o bebidas que no son buenas en exceso. O también, sabemos que deberíamos estarnos preparando para un examen importante, o una gran presentación de trabajo, pero elegimos postergar nuestras tareas y ver series o películas en plataformas de *streaming*.

. . .

Podríamos hablar del poder de las redes sociales, e incluso el internet como un todo, y cómo han impactado de una manera negativa en nosotros: no sólo en la capacidad humana de pensar a largo plazo, pero también en el proceso neurológico que implica la concentración profunda ante una tarea que se debe realizar en el momento. De hecho, ¿sabías que el director ejecutivo de Apple, Steve Jobs, prohibió a sus hijos utilizar productos de la marca como teléfonos o tabletas electrónicas? ¡Un magnate, prohibiendo a sus hijos la misma acción que le generó miles de millones! ¿Te sorprende?

Y esto sucede porque es muy común quedar atrapados en las dinámicas que estas nuevas tecnologías han generado.

Es necesario entonces un proceso de reconfiguración cerebral que permita el reenfoque al largo plazo. Puede comenzar con algo muy sencillo: eliminar las aplicaciones de redes sociales de tu teléfono celular, ya que éstas te proveen de una retroalimentación extremadamente rápida y constante (a través de reacciones, comentarios, respuestas inmediatas a los mensajes de texto o a publicaciones subidas a la red) y así condicionan la espera de resultados igual de rápidos en todos los rubros de nuestra existencia.

. . .

No solo eso, sino que este sentimiento es reforzado a través de esquemas publicitarios o incluso piramidales, como aquellos que te prometen construir una fortuna rápidamente, y no solo eso, sino también sesgos cognitivos en los que solo se nos presenta contenido sobre las personas más ricas y exitosas, por ejemplo.

Entonces, mientras más estímulos buscamos, nuestra concentración y enfoque se centra cada vez más hacia el corto plazo y eso distorsiona lo que entendemos como real.

Esta situación es sumamente peligrosa, ya que lleva a la adopción de comportamientos irreales y poco saludables, modelos cognitivos falsos o a medias como el pensar que el éxito se obtiene instantánea y fácilmente, o que no es necesario realizar una acción más allá de desear el perder peso o ganar dinero.

Estos modelos distorsionan nuestra visión única de lo real y verdadero, así como la percepción del tiempo. Es posible sentir celos entonces por aquellas personas que parecen haber tenido éxitos sin esfuerzo alguno, resentir a aquellas personas famosas o populares y, en el peor de los casos, comenzar a sentirnos inservibles, insuficientes o inadecuados. Aún más peligroso es esto último: el afectar nuestra autoestima y percibir que no somos suficientemente buenos, inteligentes, valiosos, disciplinados, comprometidos, merecedores, y así, muchos otros adjetivos positivos más.

El sentimiento de insuficiencia lleva entonces a intentar compensar estas deficiencias que, aunque no son reales, percibimos. Entonces nos obsesionamos con apresurarnos, sentimos que el tiempo se acaba, que hay una oportunidad que perderemos y que es necesario encontrar en el momento alguna fórmula mágica que nos asegure el éxito.

Pero esta prisa y ansiedad nos lleva a olvidar un valor sumamente importante para lograr un éxito propio y a nuestra medida: el ser pacientes.

Exponerte constantemente a videos de motivación, charlas de entrenamiento ejecutivo y ejemplos de personas que "lo lograron" no te llevará a cumplir las metas y objetivos que tanto anhelas.

. . .

Sin embargo, realizar pequeñas acciones todos los días durante un periodo de tiempo constante, así como mantenerte tranquilo/a y concentrado/a en una única tarea a la vez cada día, podría encaminarte a alcanzar tus anhelos.

Es necesario recuperar tu capacidad de atención y reconfigurar tus procesos neuronales para poder mantener tu concentración en el largo plazo y lograr las metas personales, espirituales o profesionales que te has planteado. Y esto no sucederá si no comienzas a alejarte de actividades altamente estimulantes.

Aquí va un ejemplo sobre el pensamiento a largo plazo que podría dejar este punto más claro: a pesar de que Amazon, que ahora es la tercera empresa más grande del mundo y es una plataforma sumamente popular hoy en día, fue creada en el año de 1994, no fue sino hasta el año de 2003 que llegó a su primer año rentable, en el que logró generar una ganancia neta de 35 millones de dólares, después de haber perdido hasta 149 millones de dólares tan solo el año anterior.

Esto tiene una explicación: su fundador, Jeffrey Bezos, pudo haber obtenido ganancias desde períodos anteriores, sin embargo, decidió invertir y reinvertir constantemente en su negocio, creando así bases sólidas que, según sus expectativas, permitirían a su plataforma sobrevivir sin ningún problema durante varios años siguientes. Tú puedes hacer lo mismo en tu vida personal y profesional.

No pienses de manera inmediata, comienza a construir bases que te llevarán a un bienestar, un paso a la vez.

Hazlo de manera consciente, construye algo duradero que no se termine ante el primer obstáculo o la primera dificultad; recuerda que pensar a largo plazo es un determinante que te permitirá lograr tus metas, y que éstas no llegarán de la noche a la mañana, sino que tendrás que desarrollar tus habilidades, específicamente, la paciencia y la constancia.

Así, es necesario eliminar todas las distracciones que perturban tu concentración, deshacerte de todos los estímulos externos que no permiten que te logres enfocar en tus objetivos a largo plazo. Solo entonces podrás encontrar mayores posibilidades de llegar a donde deseas estar en los años venideros.

. . .

De todo esto podemos concluir lo siguiente: muchísimas empresas se han encargado de diseñar esquemas que secuestren tus neurotransmisores, que manipulen tu generación de dopamina, y esto es posible verlo en múltiples espectros de la realidad social. Esto no está diseñado para hacerte crecer ni desarrollarte, sino para hacerte gastar la mayor cantidad de dinero de la manera más rápida y efectiva que sea posible. Y no solo esto, sino que tus capacidades cognitivas son fuertemente afectadas, eres menos capaz de concentrarte, te sientes más ansioso/a o inquieto/a, e incluso puede que tu autoestima disminuya y repitas a tu persona acusaciones falsas e hirientes.

El sobre estímulo te incapacita, te nubla la visión y no permite que realices acciones que sí, costarán un mayor trabajo, pero también tendrán un impacto positivo mucho mayor, no solo en tu vida, pero también en la vida de todos quienes te rodean.

¿Quieres tomar acción? Aún si no crees que lo que leíste podría aplicar contigo, realiza el siguiente ejercicio y contesta con sinceridad: completa el siguiente mensaje, trata de ser lo más específico/a posible: "Mis neurotransmisores son secuestrados por influencias externas cuando _____"

. . .

Efectivamente, estás sobre estimulado/a

Puede que haya muchas razones para posponer el tomar acción, algunas más coherentes que otras. Sin embargo, la más común, y a la que mucha gente no suele prestarle atención, es precisamente la sobre estimulación.

Si te encuentras en un estado de tranquilidad y concentración, es muchísimo más fácil realizar las acciones necesarias para cumplir con un trabajo específico. Esto incluso puede motivarte y emocionarte, lo que te llevará a avanzar hacia tus metas principales un paso a la vez cada día. Sin embargo, a menudo esto no sucede, y no te encuentras en ninguno de estos estados, sino que continúas apresurando tu vida y tus días, yendo de una tarea a otra sin completar ninguna de manera efectiva.

Esto podría llegar a hacerte sentir que vas en círculos, como si fueras un pequeño hámster dentro de su rueda; trabajas mucho pero nunca pareces completar lo que tienes que hacer. Para. Date cuenta de que estás permitiendo al exterior terminar con tu concentración, que pierdes horas revisando mensajes, correos electrónicos, visitando aplicaciones de redes sociales o perdiéndote en videos (graciosos, educativos, altruistas, ¡da igual!), uno tras otro.

Esto suele comenzar a primera hora de la mañana: despiertas, y lo primero que haces es tomar tu teléfono. Después, revisas tus mensajes, tus correos electrónicos, y, ya estando encaminado/a, ¿por qué no?, decides revisar tus aplicaciones de redes sociales durante solo "unos minutos". Para entonces, las notificaciones de las redes sociales, los mensajes, los correos y las interacciones cibernéticas seguro comenzaron en tu cerebro el proceso de liberación de dopamina. Comienzas tu día bombardeado/a de sobre estimulación.

Pensaríamos entonces que, ya que has recibido una buena dosis de estimulación, es posible comenzar a trabajar y mantener el enfoque en lo que debes hacer, pero, seamos sinceros, ¿qué sucede cuando te decides, tomas asiento y comienzas a trabajar en algún proyecto importante?

¿Te es más fácil? ¿O, en vez de eso, te dan ganas de hacer todo lo que sea posible, excepto trabajar? Puede que te convenzas de que la tarea que debes realizar se puede terminar más tarde, que necesitas otra taza de café o té, o simplemente llegan a tu mente otros pendientes de los que necesitas ocuparte. Te convences de que todo lo que debes comenzar a hacer puede esperar.

Esto resulta en ti, corriendo y apresurándote, de vuelta en la rueda de hámster que te provee de más y más estimulantes externos. Y estos procesos duran horas, incluso días enteros. ¿Quieres tomar acción? Aún si no crees que lo que leíste podría aplicar contigo, hazte las siguientes preguntas y contesta con sinceridad: La situación anterior, ¿te suena familiar? ¿Te has encontrado en este tipo de escenarios?

La sobre estimulación sí es un problema

El participar en actividades sobre estimulantes instruye a tu cerebro para exigir cada vez más algún nuevo proceso de estimulación. Así, cuando aceptas esta indicación y te provees a ti mismo/a de mayores niveles de estimulantes, las tareas de las que debes ocuparte te parecen cada vez más aburridas y sin sentido.

Entonces comienzas a preguntarte cuál es el punto de comenzar a trabajar en tus proyectos, realizar los pendientes del trabajo o retomar tus proyectos olvidados, si podrías estar haciendo algo mucho más interesante con el mismo tiempo que dedicarías a lo demás.

Lo que explica lo mucho que pospones las cosas y procrastinas, es esta brecha enorme entre tú altísimo nivel de estimulación y el nivel más bajo de estimulación que es necesario para realizar las tareas más difíciles en tu lista de quehaceres.

Piénsalo así: si se tratara de una frecuencia de radio, la longitud de onda de estimulación en la que estás es distinta, y no se llega a encontrar con la longitud de onda en la que tendrías que estar para lograr comenzar con tus tareas.

Te puedo contar que, dentro del negocio de la escritura, la tarea más importante a realizar es, evidentemente, el escribir. Sin embargo, el realizar acciones tan simples como consultar las redes sociales, entrar a ver nuevo contenido en YouTube o revisar las cifras de ventas del mes, me llevan a estancarme en una avalancha de distractores, de los que a veces parece no haber escapatoria.

. . .

Así, conforme mis niveles de estimulación incrementan, escribir se convierte en una tarea poco atractiva, incluso desagradable e inimaginablemente desafiante. La pregunta principal se convierte entonces en la siguiente: ¿es posible hacer algo al respecto? ¿Hay maneras de reducir los niveles de sobre estimulación para lograr concentrarnos en nuestras tareas y que éstas parezcan atractivas, incluso emocionantes de nuevo? Bueno, esto lo discutiremos en el siguiente subtema.

¿Quieres tomar acción? Aún si no crees que lo que leíste podría aplicar contigo, realiza el siguiente ejercicio y contesta con sinceridad: reflexiona y escribe en algún papel un patrón de distracciones específico, dentro del que identifiques caer a menudo, que te lleve a un estado importante de sobre estímulo.

Esto puede ser, por ejemplo, el despertar y revisar inmediatamente tus mensajes, para después leer tus correos electrónicos, entrar a Facebook a ver las últimas publicaciones y, finalmente, entrar a tu aplicación favorita para leer las noticias.

La estimulación es en sí, una trampa

• • •

En cuanto comiences a adentrarte en algún estado de sobre estimulación, tu cerebro probablemente te engañará, haciéndote pensar que no es necesario salir de este círculo vicioso, y, en cambio, te alentará a aceptar los estimulantes y buscar una mayor cantidad de ellos. Pues claro, a esta vida vinimos a disfrutar, ¿no es así? Puede que tu mente esté jugando contigo, aplicando cuatro trucos principales que te mantienen en un estado de sobre estimulación.

- Truco número 1: es fácil regresar al trabajo en cualquier momento

Tu mente te hará pensar que volver al trabajo cuando tú lo desees será la cosa más fácil del mundo. Buscará convencerte de que es posible comenzar a trabajar en el momento que tú mandes, porque tú eres quien controla tus acciones en su totalidad. Este primer truco es, evidente y completamente falso. Lo más común y lo que es más probable que te suceda es que no puedas volver al trabajo durante varias horas, o incluso, te encontrarás posponiendo tus tareas hasta el día siguiente.

Una vez que comiences un estado de sobre estimulación, va a ser sumamente difícil para ti volver a tus actividades principales.

· · ·

A mí también me ha pasado, muchas veces me he prometido que empezaría a escribir a cierta hora, y mi nivel de sobre estímulos me hacía retrasar constantemente ese periodo, hasta que terminaba el día y no me había dedicado a la escritura para nada. Si tú te dices a ti mismo/a que eres quien controla tus acciones y eres capaz de volver al trabajo cuando quieras, ten cuidado, piénsalo 2 veces.

- Truco número dos: es posible hacerlo más tarde

Otro truco que tu mente tratará de utilizar es convencerte de que puedes hacer tus tareas se pueden realizar más tarde: hay bastante tiempo por la tarde-noche, o siempre es posible dejar las cosas para el día siguiente, la semana siguiente o incluso para el siguiente mes. Sin embargo, el aceptar esta premisa implementará en ti el hábito de posponer las cosas, y en unos años (incluso meses) vivirás enojado/a contigo/a mismo/a por no haber logrado las metas que querías o solo haber logrado muy pocas.

- Truco número 3: no es lo mismo sentirte emocionado/a que satisfecho/a

Cuando te involucras únicamente en actividades estimulantes, tu mente mantendrá como algo ideal la cantidad de satisfacción y diversión que obtienes de estas dinámicas. Te convencerá de que no te involucras en ellas lo suficiente, que nada más merece tu preocupación, que lo importante es divertirte. Te repetirá esto una y otra vez.

Sin embargo, diga lo que diga, debes ser consciente de que sentirte extasiado/a por algo no es lo mismo que estar llegando a un punto de realización.

Cuando el proceso de sobre estimulación termine y tu vida vuelva a la normalidad, recuerda cuestionarte con las siguientes preguntas: ¿me beneficié realmente de utilizar mi tiempo viendo videos en internet / revisando las noticias en redes sociales / leer repetidamente mis correos electrónicos? Si fue así, ¿qué tan grande fue el beneficio? ¿Utilicé mi tiempo de manera consciente y significativa? ¿Esto ayudó a mejorar mi calidad de vida?

Debes tomar en cuenta que a pesar de que puedas sentirte emocionado/a por estas acciones, no significa que estés satisfecho/a, y que, aunque puede ser un sentimiento divertido, la emoción no te asegura desarrollar un estado de paz y tranquilidad interior que te llevará a mejorar tu concentración y estabilidad. Esto último tiene muchas más probabilidades de generar en ti satisfacción a largo plazo.

- Truco número 4: puede que te estés perdiendo a ti mismo/a

Puede que acostumbres revisar tus correos electrónicos, mensajes, o nuevas publicaciones en redes sociales cada 30 minutos, manteniendo la ilusión de que sí eres capaz de controlar tu entorno. Evidentemente no quieres perder un correo electrónico de suma importancia, ni las últimas noticias de las que todos están hablando, pero, ¿de verdad es tan necesario contestar inmediatamente a cada correo electrónico que recibes? ¿Es tan importante enterarte de las últimas noticias antes que todos los demás?

Estos pensamientos y necesidades provienen del famoso miedo a perderse algo, comúnmente abreviado en inglés como **FOMO** *(fear of missing out)*. Este miedo refleja una mentalidad pobre, escasa, basada en la idea de que hay únicamente un número de oportunidades disponibles para ti y que, al ser tan limitado, no serás capaz de aprovecharlas. Claro que debes intentar tomar cada oportunidad mientras la tengas, pero la realidad es que puedes encontrar oportunidades en todas partes y, si llegaras a perder alguna, seguramente encontrarás más en el futuro.

Teniendo esto en mente, "perder" una noticia, no ver alguna situación en vivo, no ser la primera persona en ver el nuevo video de tu creador de contenido favorito o responder unos minutos u horas tarde a un correo electrónico no es lo peor del mundo, está bien. Por supuesto, hay cosas que no debes perderte, como el nacimiento de tus hijos, las bodas de tus hermanos o cualquier otra celebración importante, pero hay muchos eventos en los que llegar tarde o no llegar por completo no es relevante.

Te puedo contar que yo, en lo personal, no suelo leer las noticias en mi muro de Facebook, ni contesto ninguna llamada a menos que tenga registrada dentro de mis contactos a la persona que está llamando; no me preocupa perderme algún evento específico, yo sé que en el futuro vendrán más de esos que podré disfrutar. ¿Y tú?

¿Sufres este miedo de perderte algo?

Puedes identificar estos trucos que trata de jugar tu propia mente tomando notas a lo largo del día, siempre que caigas en este tipo de trampas. El ser consciente de esta situación te ayudará y permitirá que comiences a trabajar en reducir tus niveles de sobre estimulación y te enfoques en concentrarte en tus objetivos.

¿Quieres tomar acción? Aún si no crees que lo que leíste podría aplicar contigo, realiza el siguiente ejercicio y contesta con sinceridad: califícate a ti mismo/a para cada uno de los trucos anteriores, basándote en las siguientes oraciones. Puedes utilizar una escala del 1 al 5, en donde 1 significa que esa trampa no te aplica en lo absoluto y 5 significa que caes en ella constantemente ya que la oración te describe perfectamente.

1. Mi mente me convence constantemente de que puedo volver al trabajo en cualquier momento.
2. Mi mente me recuerda que, cualquier cosa que esté haciendo, puedo terminarla (o comenzarla) más tarde.
3. Mi mente me convence de que sentirme emocionado/a es similar a sentirme satisfecho/a.
4. Mi mente me repite que las oportunidades son limitadas y debo tomarlas cuanto antes.

3

Es posible desintoxicarse y obtener beneficios de ello

Existen diferentes tipos de desintoxicación ante el exceso de generación de dopamina y estos tienen múltiples beneficios. Como hemos revisado, uno de tus principales problemas, por el que no puedes realizar de manera eficiente tu trabajo, es la sobre estimulación. Sabiendo esto, resultaría lógico que la solución a este problema fuera reducir tu nivel de estimulación, ¿verdad? Esta es la función de la desintoxicación de dopamina.

Seguro te estás preguntando qué es esto. La desintoxicación de dopamina es, básicamente, el proceso de reducción de estimulaciones externas para evitar la sobre estimulación y así acercarte a un estado mental adecuado para que logres ocuparte de aquellas tareas u obligaciones importantes.

. . .

Aquí es importante aclarar de manera rápida una situación importante: hablando de manera científica, es incorrecto hablar de una "desintoxicación de dopamina" ya que esto implicaría un exceso de liberación de dopamina en tu sistema, y esto en realidad no sucede, sino que cuando te encuentras en un estado de sobre estímulo, lo que sucede es que necesitas aún más estímulos externos para lograr liberar la cantidad normal de dopamina en tu cuerpo.

"Desintoxicarte" de dopamina ayudará a reducir esta estimulación, lo que a su vez te permitirá volver a un estado de calma y concentración natural. En cuanto necesites una menor estimulación para producir dopamina, aquellas tareas que ahora te parecen tediosas, aburridas, sin sentido o ridículamente complicadas se volverán para ti más atractivas y mucho más sencillas de resolver.

Así, existen diferentes tipos de desintoxicación de dopamina disponibles, pero yo te presentaré tres opciones distintas de manera temporal: desintoxicación de dopamina por completo en 48 horas, desintoxicación de dopamina por 24 horas y desintoxicación parcial de dopamina. Cada uno de estos procesos se describirá a profundidad y analizaremos su funcionamiento, para que puedas tomar una decisión pertinente y adecuada a tus necesidades.

Desintoxicación de dopamina por completo en 48 horas

Este primer tipo de desintoxicación exige bastante. La premisa es sencilla: para completar este esquema, es necesario eliminar la mayoría, si no es que todas las fuentes de estimulación externa durante un periodo total de 48 horas. El hacerlo te permitirá reducir tus niveles de sobre estimulación y regresar a un estado inicial de producción natural.

Esto te permitirá sentirte mucho más tranquilo/a y será más fácil para ti el lograr concentrarte en tareas específicas que sean importantes. Suena bastante bien, pero debes tomar en cuenta que con eliminar las fuentes de estimulación externa se refiere a abstenerte por completo de lo siguiente por un periodo de 48 horas completo: consumo de drogas o alcohol, realización de ejercicio, uso de internet, consumo de películas, música (aunque una excepción podría ser la música de relajación que te permita meditar), teléfono, redes sociales, azúcar o alimentos procesados y videojuegos.

. . .

Puede que algunas más que otras, pero todas las actividades anteriores son estimulantes para ti. Es una locura, ¿cierto? Si eliminas estas distracciones, ¿entonces qué puedes hacer en su lugar?

¿Harás nada todo el día? Tengo para ti muchas otras sugerencias: puedes salir a dar un paseo contemplativo, comenzar un diario y documentar tu experiencia, realizar sesiones de meditación o relajación, practicar ejercicios de *mindfulness*, leer (aunque deberías tratar de evitar textos demasiado estimulantes) o realizar ejercicios de estiramiento y flexibilidad.

Claro, este tipo de desintoxicación es un proceso intenso y puede parecer sumamente drástico, pero hay personas que llevan esto al extremo, tomando acción mucho más allá. Existen, por ejemplo, retiros de meditación que pueden durar hasta 10 días, durante los cuales los participantes deben mantenerse en un completo silencio, sin realizar gestos o hacer contacto visual con nadie más, evitar el contacto físico y el ejercicio; dejar de beber, fumar o consumir cualquier otro tipo de droga, no tener contacto mediante internet ni teléfono celular, sin contacto además con gente externa. De igual manera, en estos retiros se evita la música, la lectura, la escritura y el realizar acciones como tomar videos o fotografías.

. . .

Comparado con esto, puede que la desintoxicación por 48 horas no suene tan mal, ¿verdad? Puedes leer más sobre este tipo de retiros haciendo una búsqueda rápida en internet sobre retiros de meditación en silencio o retiros de meditación *Vipassana*.

Desintoxicación de dopamina por 24 horas

Este tipo de desintoxicación es, como te imaginarás, similar a la desintoxicación de dopamina de 48 horas, con la diferencia de que evidentemente es por un periodo de tiempo más corto. Así, aunque puede ser un proceso mucho más fácil, tiende a ser un poco menos efectivo.

Debes también tomar en cuenta que los niveles normales de estimulación pueden tardar varios días en volver a un nivel natural.

Desintoxicación parcial de dopamina

Finalmente, y como habrás deducido ahora, la desintoxicación parcial es mucho menos exigente, aunque, es posible que sea eficaz cuando se logra mantener durante un periodo de tiempo más largo. Este tipo de desintoxicación implica la eliminación de tu mayor fuente de estimulación, ya que es una actividad específica tu mayor distracción y esta actúa como bola de nieve para los siguientes procesos de distracción.

Por ponerte un ejemplo, la principal distracción para mí es YouTube. ¿Tú identificas alguna fuente principal de sobre estímulo? El siguiente capítulo se centrará en identificar esto y tomar acción para eliminar este problema de manera segura y efectiva.

¿Quieres tomar acción? Aún si no crees que lo que leíste podría aplicar contigo, realiza el siguiente ejercicio y contesta con sinceridad: piensa sobre tu mayor distractor y escribe qué tipo de desintoxicación crees que sería mejor para implementar en este momento.

4

Método de 3 sencillos pasos para una desintoxicación bien hecha

Conozco un método simple de 3 pasos que te ayudará a realizar un exitoso proceso de desintoxicación de dopamina, y voy a compartirlo contigo en este momento.

Primer paso: identifica tus mayores distracciones

El primer paso que te permitirá comenzar con una desintoxicación de dopamina buena y eficiente es identificar y hacerte consciente de tus principales distractores. Esto es tan sencillo como tomar un bolígrafo y una hoja de papel en la que escribas dos columnas, tituladas "aceptables" y "es mejor evitar".

. . .

En la primera columna, escribirás todas aquellas actividades en las que te permitirás participar, cosas como salir a nadar, a caminar, comenzar un diario, comenzar un nuevo proyecto y leer libros, entre muchas otras.

La segunda columna contendrá todas aquellas actividades que deberías evitar realizar cuando comiences tu proceso de desintoxicación de dopamina. En ella, podrías acomodar, por ejemplo, actividades como el ver videos en YouTube, revisar constantemente tus correos electrónicos o entrar de manera constante a revisar tus redes sociales.

Puedes ayudarte a comenzar respondiendo las siguientes preguntas: si tuvieras que dejar de hacer únicamente una actividad, ¿cuál sería la que aumentaría tu concentración y productividad de manera más dramática una vez desechada?, ¿hay alguna otra actividad que debas evitar para lograr que tu concentración incremente de manera no solo drástica pero también efectiva? Esta última pregunta deberás repetirla hasta que te sientas en paz con las actividades que dejaste en tu lista.

En cuanto hayas completado cada columna, deberás colocar la hoja de papel en algún lugar fácilmente accesible a la vista.

Esto actuará como un buen recordatorio de todas aquellas actividades que debes evitar y de aquellas que podrías estar haciendo en su lugar.

Paso dos: facilita tu proceso

Cuanto más difícil te sea acceder a algo (digamos una aplicación o el celular mismo) será menos probable que realices alguna acción vinculada a este acceso, y, por otro lado, cuanto más fácil sea para ti acceder a algo, habrá más posibilidades de que lo realices. Así, debes pensar muy bien y rediseñar tus espacios, para lograr que aquellos comportamientos en tu lista de *"mejor evitar"* sean más difíciles de realizar y, al mismo tiempo, acercarte a aquellos comportamientos deseables, facilitando su comienzo.

Por ejemplo, puedes comenzar por preguntarte cómo podrías agregar impedimentos a todas las acciones enlistadas en tu columna de "mejor evitar". Entre más impedimentos logres, mejor. Esto podría significar que, si tu teléfono es tu mayor fuente de distractores, lo configures para no permitir que te muestre notificaciones, o incluso puedes mantenerlo en modo avión. Mejor aún, puedes apagarlo y colocarlo en una habitación lejana a donde estarás trabajando.

Si las páginas de internet y redes sociales, como Facebook o YouTube, son tus mayores distractores, intenta configurar todos tus aparatos electrónicos para no recibir notificaciones de estas aplicaciones. Incluso, puedes utilizar extensiones de páginas web, como *Newsfeed Eradicator* para Facebook y *DF Tube* para YouTube; esto eliminará tentaciones al no permitir que se te presente ninguna sugerencia o notificación de estas páginas.

De igual manera, cuando puedas entrar a estas aplicaciones, trata de hacerlo únicamente cuando tengas alguna acción específica para realizar o busques algún contenido determinado. Estos impedimentos pueden parecer bastante simples, pero pronto te darás cuenta de que cumplen con su función. Esto se explica con nuestra propia naturaleza humana: somos esencialmente vagos (o, alguien más podría decir ¡eficientes!), y no estamos programados para desperdiciar energía a menos que estemos obligados a hacerlo.

Ejemplifiquemos: digamos que tu mayor distractor es el teléfono. Si necesitas levantarte y caminar hacia otra habitación para tomar el teléfono (primer impedimento), y, encima de eso, también es necesario esperar para encenderlo (segundo impedimento), lo más probable es que evites su uso por un mayor tiempo.

En algún momento me di cuenta de que mi mayor distractor era el uso de internet, así que cuando necesitaba dedicarme por completo a mi escritura, hacía lo siguiente: llevaba mi módem de internet a mi bodega de almacenamiento designada. Esto generaba diversas molestias al tratar de recuperarlo – debía salir del apartamento (primer impedimento), bajar cuatro pisos hasta el lobby de los departamentos (segundo impedimento), tenía que abrir 4 puertas diferentes (tercer, cuarto, quinto y sexto impedimento), para después tomar el módem y, una vez que terminaba, debía repetir todas estas acciones, pero a la inversa (séptimo a doceavo impedimento).

Estos eran grandes impedimentos, sumamente molestos, y, como ya sabía que previamente había gastado energía en llevar el módem al cuarto de almacenamiento, mi mente e incluso mi cuerpo se resistían a recuperarlo cada que recordaba en dónde estaba. Sería desperdiciar mucha más energía de la que mi ser estaba dispuesto.

. . .

Cuanto más complicado sea para ti comenzar a realizar comportamientos marcados en tu lista de no realizar, será mejor para ti. Y, contrario a esto, necesitas facilitar la fluidez de aquellos comportamientos que sí deseas realizar. A mí, por ejemplo, me funciona evitar revisar el teléfono y los correos electrónicos por la mañana, ya que esto facilita mi concentración en la escritura.

Además, como me gusta realizar sesiones de trabajo de tres cuartos de hora, suelo poner música relajante y tener un temporizador cerca que controle estos periodos.

Esto hace que para mi cerebro sea más fácil aceptar estos procesos de trabajo. No solo eliminé impedimentos para ocuparme en lo importante, sino que facilité mis actividades ya que no tendría sentido parar de repente la música, parar el temporizador y dedicarme a hacer cualquier otra cosa; al contrario, gastaría energía y habría perdido el tiempo que utilicé en armonizar mi espacio en primer lugar.

Claro que hay momentos en los que aún postergo las cosas o caigo en mis distractores, pero eliminar los impedimentos para aquellas cosas que sí debo hacer y crear rutinas sencillas alrededor de estas actividades, reduce las posibilidades de caer en esto. Suficiente de mí, es tu turno de tomar acción.

. . .

¿Cómo podrías agregar impedimentos que te dificulten el engancharte en comportamientos que no te benefician? Deberíamos echarle un vistazo a tu columna de "mejor evitar": junto a cada una de las actividades que ya no quieres realizar, escribe cosas específicas que podrían funcionar como impedimentos.

No deben ser tantos como los de mi ejemplo, pero definitivamente deben incomodarte.

Después de esto, centra tu atención en la columna de "aceptables". Escribe todas las acciones específicas que podrías realizar para eliminar cualquier impedimento, facilita tus procesos lo más que puedas. Recuerda que nuestra mente es perezosa, y esto puede ser de gran ventaja para ti. Aprovéchala.

Paso tres: comienza a primera hora de la mañana

Finalmente, el tercer y último paso que tengo para ti es el más sencillo y a la vez el más complicado: comenzar. Es recomendable que, si vas a iniciar este proceso, lo hagas durante la primera hora de la mañana, justo después de despertar, antes de recibir demasiados estímulos.

. . .

Algo que es cierto para mí, es que si reviso el celular o entro a alguna página de internet justamente después de haber despertado es más fácil que me distraiga a lo largo del día.

Es recomendable también que, antes de comenzar con este proceso, crees una rutina matutina que te permita comenzar el día enfocado/a en tus actividades de manera positiva.

Esto puede crear una enorme diferencia en tu vida cotidiana dentro del largo plazo.

Piensa en lo primero que haces al despertar, y reflexiona si esto que haces te ayuda a mantener la calma y la concentración, o, por el contrario, te lleva a experimentar sobre estímulos que después te harán postergar otros deberes.

Así, comenzar a planear tu rutina de las mañanas es tan sencillo como escribir dos o tres cosas (que no deben ser complicadas) que podrías realizar todas las mañanas.

. . .

Recuerda que, para ser efectiva, esta rutina debe ayudarte a profundizar tu enfoque y concentración (tranquilizarte en lugar de estimularte) ya que la utilizarás para comenzar tu proceso de desintoxicación y, si hacemos un muy buen trabajo, puede que se convierta en un muy buen hábito para ti al largo plazo.

Podrías entonces centrarte en actividades como la meditación, los ejercicios de estiramiento o flexibilidad, escuchar música relajante, escribir tus metas para ese día específico, escribir cosas (al menos 3) por las que te sientes agradecido/a en esa mañana o simplemente repetir afirmaciones positivas o de autocuidado (por ejemplo, párate frente al espejo y repetirte lo valioso/a y amado/a que eres).

¿Quieres tomar acción? Aún si no crees que lo que leíste podría aplicar contigo, realiza el siguiente ejercicio y contesta con sinceridad: crea una rutina matutina muy sencilla, que puedas seguir durante tu desintoxicación de dopamina (e incluso después de esta). Dos acciones sencillas bastan.

. . .

En resumen

Es posible implementar en tu vida una desintoxicación de dopamina exitosa, pero debes asegurarte de seguir los pasos que platicamos previamente y que resumiré para ti ahora:

1. Identificar tus tentaciones y/o distractores principales, así como las actividades que más te beneficiarán en el futuro, escribiéndolas en una hoja de papel.
2. Colocar esa hoja en una posición que te permita un fácil acceso visual.
3. Facilitar el involucramiento en aquellas actividades deseadas, reduciendo los impedimentos para acceder a ellas.
4. Crear una rutina de mañana lo suficientemente sencilla para mantener tu mente en paz y lograr comenzar el día con bajos niveles de estimulación que puedas mantener.
5. Logrado este punto, debes decidir si es mejor para ti realizar una desintoxicación de 48 horas, de 24 horas o simplemente realizar una desintoxicación parcial.
6. Habiendo decidido, es necesario identificar aquellas fuentes principales de estimulación

que buscarás reducir (o, en el mejor de los casos, eliminar), conforme tu proceso de desintoxicación avance. Un consejo extra es que, si intentarás la desintoxicación de 48 o 24 horas, intentes eliminar todas las fuentes de sobre estimulación de tu vida, o al menos la mayoría: abstente de apostar, de mirar televisión, de jugar videojuegos, de mantener el teléfono encendido cerca de ti, e intenta consumir comidas ligeras sin azúcares o alimentos procesados.

Por si esto no fuera suficiente, también tengo para ti algunos consejos que te ayudarán con todo el proceso, y permitirán que obtengas mayores beneficios de tu desintoxicación y aprovecharla al máximo.

Toma notas

Es algo bueno tomar notas, y más cuando comienzas un proceso como este. Si de repente te sientes inquieto/a, te invito a tomar nota sobre ello, al igual que si sientes la necesidad de revisar el teléfono, ver videos o responder a correos electrónicos. Esto te ayudará a identificar las fuentes de estimulación a las que estás más enganchado/a, y podrás aprender un poco más sobre el condicionamiento en tu cerebro y las medidas que puedes tomar al respecto.

Reflexiona sobre tu vida

Es posible que, dentro de las dinámicas de sobre estimulación y constantes distractores, olvidemos reflexionar sobre lo que acostumbramos. Somos incapaces de ver más allá.

Tu proceso de desintoxicación de dopamina puede ser una buena excusa para dar dos pasos atrás y contemplar todo el panorama.

Es posible cuando decides reflexionar sobre los objetivos que te llevaron, por ejemplo, a comenzar esta desintoxicación: ¿qué objetivos tienes?, ¿te harán una mejor versión de ti?, ¿son adecuados y realistas?, ¿estás tomando acción para llegar a ellos? Si continúas con las acciones que haces ahora, ¿alcanzarás tus metas?

Evalúa también tu uso del tiempo

. . .

Hazte también las siguientes preguntas: ¿eres una persona productiva?, ¿por qué, o por qué no? ¿pasas tiempo realizando cosas importantes?, ¿qué actividades o proyectos ocupan tu tiempo?, ¿son los mismos que en los que deberías ocuparte, o hay algunos que deberías dejar de hacer?

Evalúa a tu persona

¿Estás en donde quieres estar en este momento? ¿Hay algún tipo de trabajo que podrías realizar para convertirte en una mejor versión de ti?

Resuelve tus problemas

Si en este momento estás atravesando algún problema, o tienes alguna inquietud específica, puedes anotarla y, a la vez, anotar las posibles soluciones que podrían terminar con estos problemas.

El escribir y plasmar estos pensamientos ansiosos, negativos, culpables o temerosos puede ser un buen proceso catártico que despeje tu mente y te permita pensar con claridad, ya que los estás trasladando de la mente al papel y así es más fácil abordarlos.

· · ·

No estás cavilando, estás dándoles una forma concreta, aclarando tu pensamiento y convirtiéndolos en puntos para abordar más fácilmente.

Anímate a tomar una pluma, un lápiz, crayón, ¡lo que tengas a la mano!, y en una hoja de papel responde las preguntas y cuestionamientos que se mencionaron con anterioridad. El no tener algún estímulo previo te permitirá contestarlas dentro de un estado de tranquilidad y relajación, que además logrará que tengas una mayor comprensión de lo expuesto previamente.

Esta dinámica puede ayudarte bastante y comenzar una gran diferencia en tu vida, porque es dedicarle tiempo a tu persona, a pensar en ti, y esto puede ayudarte a evitar cometer una incontable cantidad de errores, además de que te ahorrará tiempo y energía y, por lo tanto, contribuirá a tu bienestar. No permitas que la cotidianeidad y tus múltiples tareas te separen de ti y tu mejor versión.

Finalmente, también te animo a identificar tus miedos. Comúnmente, una búsqueda constante por fuentes de estimulación responde a una necesidad interior de ocultar ciertos miedos: el mantenernos ocupados permite que evitemos reflexionar sobre nuestra persona y enfrentarnos a sentimientos que no son agradables, además de verdades que no queremos o nos aterra reconocer. Si, durante tu proceso de desintoxicación te encuentras con pensamientos tristes, ansiosos, erráticos, malhumorados o temerosos, te animo a escribirlos también. El conocerte mejor te beneficiará en todos los aspectos que puedas imaginar.

5

Comprometerte, comenzar a trabajar y superar tu procrastinación

En este punto, tenemos claro que es necesario reducir tus niveles de estimulación para lograr una desintoxicación exitosa y así comenzar a trabajar en tus tareas más importantes, esto es uno de los principales objetivos del proceso, y el lograrlo depende de mantener una motivación constante y superar este hábito adquirido de la procrastinación. A continuación, veremos algunas acciones que ayudarán a lograrlo.

Planifica tu día

Saber qué harás durante el día te permitirá no solo hacerlo con intención, sino que provocará un incremento en tu productividad, ya que, el tomar un tiempo para decidir establecer lo que lograrás en el día, reduce riesgos de distracción o desidia, y es por eso que cuanta mayor intención tengas de realizar algún proyecto en específico, mejor te irá.

Es importante que comiences a planear lo que harás en tu día a día por diferentes razones: te permite priorizar e identificar aquellas tareas que son más importantes, además, reduce probabilidades de distracción si te animas a establecer límites de tiempo para realizar tus tareas.

Saber específicamente lo que debes hacer durante cierta cantidad de horas te permite terminar de manera continua las tareas sin generar distracciones o problemas relacionados con esta transición.

Otro beneficio es que logras reducir tus niveles de estrés y tienes más control sobre tus tiempos y decisiones.

La limitación a tus distractores se explica porque ya no estás reaccionando a lo que pasa en tu entorno, sino que estás avanzando hacia tus objetivos de manera organizada, proactiva y específica. Todo esto suena muy bien, pero seguramente te estás preguntando cómo hacerlo y sobrevivir en el intento. A eso vamos.

Cómo planificar los días

Comenzar a planificar tu día a día es tan sencillo como tomar un lápiz y un papel y ponerte a escribir. A pesar de que es una técnica simple y a veces incluso olvidada, es muy efectiva, tan fácil como escribir tareas clave a realizar durante el día. Idealmente, debes escribir de tres a cinco tareas, priorizar su orden de importancia y, teniendo esto listo, ¡comenzar a trabajar en la primera y más importante!

Sin embargo, antes de comenzar este proceso, también debes tomar en cuenta algunas recomendaciones: las tareas que escribas en el papel deben ser tareas clave que te impulsen a lograr algún objetivo o avanzar hacia alguna meta. Identificarlas puede parecer difícil, pero puedes facilitar el proceso haciéndote una sencilla pregunta: si solo pudieses completar una única tarea el día de hoy, ¿cuál generaría un mayor impacto en tu vida?

. . .

Si esta pregunta no fuera suficiente, aquí va otra: Si mañana tomaras un mes libre, sin hacer ninguna tarea, y hoy tuvieras que completar una tarea única, ¿cuál tendría que ser?

Puede que después de estas preguntas te des cuenta de que las tareas más importantes a realizar son también aquellas que no deseas hacer, y esto puede suceder por varias razones: puede que sean un desafío tan complicado que te inmoviliza, que no tengas idea de por dónde empezar, o puede simplemente que no te llame la atención lo suficiente y te parezca aburrido. Aquí, la desintoxicación juega un papel crucial que te ayudará a abordar con mayor facilidad estas tareas prioritarias.

Una vez que hayas completado la primera tarea, puedes continuar a la segunda, tercera, y así sucesivamente, repitiendo este proceso hasta que hayas completado todas las tareas que escribiste en tu papel. Y este mismo método puede ser aplicado al establecimiento de objetivos semanales, trimestrales, mensuales o incluso anuales, lo que a largo plazo será sumamente benéfico para ti.

Y, hablando de largo plazo, es importante crear también una visión a esta escala de tiempo, como podría serlo un plan hacia 5 o 10 años. Evidentemente, no será extremadamente concreto ni perfecto, pero el tener esta idea de objetivos y una dirección (aunque sea sumamente vaga) de a dónde ir, marcará una diferencia importante en tu vida.

Por otro lado, para aquellas metas a corto plazo que debas establecer, puedes aplicar una ingeniería inversa a este proceso, y concentrarte en pequeñas acciones a seguir para lograr alcanzar tus metas a largo plazo. Por ejemplo, si mi meta a futuro es escribir un libro, una meta a corto plazo podría ser generar un esquema de escritura a seguir, seguido a una escala de tiempo mayor de completar el borrador del primer capítulo y entonces, para alcanzar este otro objetivo podría designar dentro del corto plazo un recuento de palabras específico por día.

¿Quieres tomar acción? Aún si no crees que lo que leíste podría aplicar contigo, realiza el siguiente ejercicio y contesta con sinceridad: escribe en una hoja de papel (o en donde mejor te acomodes) tus objetivos, tanto diarios como semanales.

. . .

Programa una tarea prioritaria para trabajarla durante cada mañana

Existen miles de libros que hablan sobre productividad, una rápida búsqueda te llevará a cientos de ellos, pero de todos, hay solo algunos principios que rigen estos procesos y verdaderamente importan.

Una de las más importantes es identificar la tarea clave a la que debes dedicarte y comenzarla a primera hora de la mañana, de manera consciente y coherente.

Claro que puedes tener una lista enorme de pendientes y agobiarte ante ello, pero toma en cuenta que siempre hay al menos una tarea más importante que otras que, cuando logres completar, disparará tu productividad. Si puedes completar esta tarea, podrás completar cualquier otra cosa sin grandes complicaciones.

Ser una persona productiva implica tres características principales: impacto, coherencia y enfoque. El impacto es la capacidad de identificar aquellas acciones o tareas clave que, precisamente, impactarán más en obtener buenos resultados al largo plazo, intentando trabajar en ellas de manera frecuente. Por su parte, la coherencia refiere al desarrollo de hábitos que te permitan trabajar en estas tareas de alto impacto de manera diaria, semanal, mensual y anual (la palabra clave aquí es, básicamente, constancia). Finalmente, el enfoque refiere a esta otra capacidad de mantener la concentración en estas tareas que debes realizar, sin dejarte llevar por los distractores o la procrastinación mientras te encuentras realizándolas.

Sabiendo esto, podríamos decir que la productividad es la capacidad de mantener un enfoque constante y coherente en aquellas tareas más impactantes para tu vida. Y sí, sí hay acciones específicas que te permitirán mantener el enfoque en estas tareas más importantes cada día.

Desarrolla un enfoque tan eficaz como si fuera un rayo láser

Una de las principales y más importantes habilidades que debes desarrollar para mejorar tu productividad es la capacidad de desarrollar un enfoque nítido, tal y como si fuera un rayo láser. Hay una técnica muy sencilla para esto: enfocarte en las tareas de mayor impacto de manera constante durante solo cuarenta y cinco minutos diarios (para cada tarea). Esta técnica seguramente te permitirá avanzar de una manera más eficiente que cualquier otra, además de que permite algunos momentos de "recreo" o descanso para relajarte o dedicarte rápidamente a algo urgente.

Veremos a continuación algunos otros consejos y técnicas específicos que te permitirán desarrollar un correcto enfoque y completar aquellas acciones más importantes de manera diaria.

1. *Quédate en el mismo lugar, a la misma hora, todos los días*

Sabes que construir una rutina sencilla para seguir en tu día a día te ayudará a reconfigurar la mente, controlar de mejor manera tus pensamientos e impulsos y además logrará disminuir tus sobre estímulos; lo que resultará en un trabajo mucho más sencillo y eficiente. Algo que puede ayudar a lograr y fortalecer este pequeño hábito de rutina, es hacer estas tareas en el mismo lugar, a la misma hora, de manera diaria.

Puedes tomar el ejemplo del famoso escritor de novelas fantásticas, de terror y ficción, Stephen King: este hombre se sienta en su escritorio de siempre de manera diaria a la misma hora, y comienza a escribir. No espera a que la inspiración llegue mágicamente ni a estar en un humor adecuado, sino que comienza siempre a su hora designada, confiando en que el proceso se facilitará una vez que se concentre en el trabajo que debe hacer.

Confía entonces en tu proceso. Repite la misma rutina, elige un momento y un lugar adecuados para realizar las tareas más importantes para ti, todos los días.

Si te parece complicado o demasiado comprometedor, inténtalo un día a la vez, sin obligarte a nada, pero verás que poco a poco se hará un hábito y desarrollarás tu consistencia y enfoque.

La productividad es concentrarte en tus tareas de mayor impacto, de manera constante; entonces, este es un buen ejercicio para trabajar tu productividad. ¿Crees que puedas lograrlo? Yo sé que puedes, y si necesitas un poco más de motivación, aquí va: imagina todo lo que habrás logrado tiempo después de decidirte a realizar tus tareas más impactantes, imagina todas las posibilidades. ¿Cuándo empiezas?

. . .

2. *Elige una motivación*

Crear una rutina será más fácil si identificas una motivación que te haga desear continuar con ella. Puede ser prepararte un rico té antes de sentarte en el escritorio, o realizar una sesión de meditación previo a trabajar, incluso tomar un baño corto pero relajante. Necesitas una motivación que no solo te facilite comenzar tu trabajo, pero que te relaje y calme tu mente antes de hacerlo, ya que cuando estés en un estado de relajación, la dinámica de trabajo y acción fluirá de manera sencilla. ¿Crees que hay alguna actividad que podría impulsar los beneficios de tu rutina diaria?

3. *Todo es tan sencillo como comenzar*

Ok. Has creado tu rutina, has identificado una buena motivación, ¿qué pasa después? Así es, comienzas. Incluso unos minutos trabajando en las tareas de mayor impacto que debes realizar probablemente generarán en ti un impulso suficiente como para continuar con tu sesión.

Puede que incluso llegues a adentrarte en "la zona".

La zona es este estado mental en el que, mientras estás realizando una actividad, te adentras tanto en ella que la totalidad de tu mente se encuentra enfocada y comienzas un proceso de hiperconcentración, durante el cual, también experimentas una sensación de satisfacción. Este estado fue nombrado por el psicólogo Mihaly Csíkszentmihályi y es sumamente aceptado en la comunidad científica.

Recuerda que será mucho más fácil concentrarte en tus tareas en cuanto más relajado/a te encuentres. Lo repito para que tomes en cuenta que no debes estresarte por los resultados, no importa si completas o no la tarea de forma perfecta; incluso será muy normal que te encuentres desmotivado/a o poco creativo/a, pero no evites comenzar.

Una vez que empieces, comenzarás de manera autogestiva a generar tu propia motivación y estimular tu propia capacidad, solo debes decidirte a tomar acción.

4. Elimina todas las distracciones cuando comiences a trabajar

Busca eliminar todas las distracciones posibles cuando comiences con tu sesión de trabajo. Silencia las notificaciones en tu teléfono (o apágalo, incluso), desconéctate de las redes sociales, aléjate de los navegadores web (a menos que los necesites para hacer investigaciones específicas). Puedes avisar a las personas que te rodean que comenzarás una sesión de trabajo y que no estarás disponible, por lo que es importante que no te busquen constantemente. Cuanto más practiques este hábito de trabajar sin distractores, mejor podrás dirigir tu enfoque.

5. *Trabaja sin interrupciones*

En el paso anterior hablamos de evitar distractores, pero ahora, necesitamos desarrollar un proceso de trabajo continuo, sin interrupciones. Aquí retomamos la técnica de trabajo que mencioné al inicio de este capítulo: cuarenta y cinco minutos máximos de trabajo intenso. Puede que sea necesario realizar el trabajo en varias sesiones, por lo que podrás darte descansos de 5 a 10 minutos entre cada una de las sesiones de trabajo.

Seguir los pasos que se te acaban de presentar, te ayudará a fortalecer el enfoque y a aumentar la productividad. No solo eso, sino que el dejar poco a poco de procrastinar y de posponer aquellas actividades, te hará sentir mejor y mucho más tranquilo/a, situación que desarrollará un impacto positivo en esta y otras áreas de la vida. Toda esta serie de pasos, a largo plazo, representan para ti grandes beneficios y oportunidades de mejora.

. . .

¿Quieres tomar acción? Aún si no crees que lo que leíste podría aplicar contigo, realiza el siguiente ejercicio y hazlo con consciencia: puedes comenzar con tu proceso de desarrollo de enfoque decidiendo la hora y el lugar en el que realizarás las tareas más impactantes para ti. Una vez decidido, asegúrate de siempre estar a la misma hora y en el mismo lugar de manera diaria. También, puedes comenzar a elegir alguna motivación que signifique el inicio de tu rutina. ¿Lo tienes? Es momento de iniciar.

Pasados algunos minutos de concentración en tus tareas, será probable que entres en *la zona* y te motives a seguir en esta dinámica por un mayor tiempo, así que no te distraigas y evita las interrupciones, que seguramente puedes realizar una sesión completa de cuarenta y cinco minutos de trabajo consciente e ininterrumpido.

El peligro de los sistemas abiertos

Un sistema abierto es, en este caso, una aplicación o situación en la que pueden involucrarse distintos factores, proporcionando así un suministro ininterrumpido e interminable de estímulos externos. Hay actividades con un mayor potencial de distracción, y estas comúnmente forman parte de este tipo de sistemas. El ejemplo más básico de sistema abierto es el internet, pero también puede ser tu aplicación de correos electrónicos y redes sociales como Facebook, YouTube e Instagram.

Entrar en un sistema abierto es aceptar el riesgo a sobre estimularte. Volvamos a los ejemplos: si por la mañana, tu actividad favorita es revisar alguna red social como Facebook, es posible que pases bastante tiempo deslizándote hacia abajo en tu página principal de noticias, encontrando diferentes tipos de videos, fotografías y publicaciones, contestando mensajes a amigos y enganchándote en largas conversaciones. Así, cuando finalmente cierres la aplicación para comenzar tu día, es probable que hayas tenido tal cantidad de sobre estímulos que tengas dificultades para realizar cualquier otra tarea, mucho menos trabajar en lo que es necesario.

Debes evitar a toda costa ingresar a sistemas abiertos y, si lo haces, debes comprender que esto es un riesgo para ti y tu proceso de desintoxicación. Dentro de este tipo de sistemas, no hay ninguna meta por alcanzar ni algún punto en el que el proceso finalice, por el contrario, hay mil y un maneras de distraerte (podríamos decir que las opciones son infinitas). Esto puede terminar en la pérdida de muchas horas de tiempo valioso, de manera diaria.

. . .

Sabemos entonces que los sistemas abiertos son tramposos, crean distracciones y manipulan tu generación de dopamina. Sin embargo, existe una alternativa: esforzarte por crear sistemas cerrados.

Este tipo de sistemas no permiten que se abra algún espacio para los distractores y, debido a esto, te obligan a trabajar en tareas o acciones específicas, únicamente en ellas. Podemos ejemplificar con herramientas como las hojas de documentos de Office Word, las hojas de cálculo de Excel o las presentaciones encontradas en Power Point.

De manera personal, yo intento abrir únicamente el archivo del texto que estoy escribiendo y no hacer ninguna otra cosa en mi computadora de trabajo. Trato de no revisar ni tener cerca el teléfono.

Básicamente, intento comenzar el día dentro de un sistema cerrado que, la verdad, me funciona, y por eso te animo a intentar lo mismo.

. . .

Comenzar tus sesiones laborales dentro de un sistema cerrado te permite alejarte de los sobre estímulos, y esto facilita trabajar en tareas difíciles, tediosas o desafiantes. Si continúas con este proceso de manera diaria, notarás que comienzas a sentirte mejor con tu persona y que tu deseo por terminar cada vez más tareas se incrementa.

Puede que no sea un secreto, pero sí es un gran consejo que para superar los procesos de procrastinación y comenzar una vida productiva, es necesario empezar tu día dentro de un sistema cerrado; podrás evitar un número incalculable de distracciones.

Ten en mente que todo lo que hagas a primera hora del día es mucho más importante que lo que mucha gente está consciente. Es una decisión pequeña, pero que puede afectar de manera impactante tus niveles de productividad en el día a día.

¿Quieres tomar acción?

Aún si no crees que lo que leíste podría aplicar contigo, realiza el siguiente ejercicio y contesta con sinceridad: escribe en una hoja de papel (o en donde mejor te acomodes) ejemplos de algunos sistemas abiertos que provoquen fuertes distracciones en ti. Una vez que los hayas identificado, escribe cómo crearías un sistema cerrado que sea sencillo de adecuar a tu contexto y te permita concentrarte, aumentando así tu productividad.

6

Limitando el uso de tu celular

Ya hemos hablado de esta necesidad, pero me parece importante dedicarle un capítulo completo, porque la realidad es que existen muchas personas que parecen tener una importante adicción al celular, y no les es posible separarse de él, mucho menos dejar de estar pendientes de su contenido.

Estas estadísticas de adicción son bastante abrumadoras:

- El usuario típico de un teléfono celular toca su teléfono 2,617 veces al día. ¡2.617 veces es una cifra impresionante!
- La mayoría de las personas, en promedio, pasan 3 horas y 15 minutos en sus teléfonos

cada día. En algunas personas, esta cifra es realmente poco.
- La mitad de todos los procesos en los que una persona se engancha al celular ocurren dentro de los 3 minutos posteriores a un enganchamiento anterior.

Y el impacto de este uso es asombroso:

- Reduce la calidad de las conversaciones.
- Impacta de manera negativa la memoria a corto plazo y la resolución de problemas.
- Afecta negativamente nuestros patrones de sueño.
- Da como resultado más negatividad, angustia y menos recuperación emocional en los niños pequeños o en crecimiento.
- Contribuye al aumento de la obesidad.

Además, la correlación positiva entre la adicción a los teléfonos inteligentes y la depresión es alarmante. Uno pensaría que, dadas las estadísticas y lo que sabemos que es cierto sobre el uso de teléfonos celulares, sería fácil dejar de lado y alejarse.

. . .

Pero puedo dar fe de que la lucha contra la adicción a la tecnología es real.

Como padre de dos hijos que se gana la vida en línea en este mundo moderno, conozco muy bien la naturaleza adictiva de los dispositivos móviles y lo grande que es la batalla interna para aprovechar los beneficios de nuestros teléfonos inteligentes sin llegar a ser presas de su diseño intencionalmente adictivo.

Tampoco me pierdo el hecho irónico de que puede que estés leyendo esto desde una tableta, computadora o un celular inteligente. Los teléfonos son buenos y útiles ... puedes leer este libro ahora mismo gracias a ellos, y acceder a información que normalmente no encontrarías.

Pero sabemos muy bien que también tienen el potencial de convertirse en una presencia negativa en nuestra vida si se lo permitimos.

Entonces, ¿cómo podemos mantener el uso del teléfono celular en consonancia con nuestras vidas?

. . .

¿Cuáles son algunas herramientas o ideas que nos ayudarán a reducir el uso de nuestro teléfono celular?

Aquí hay una lista de algunos trucos que he usado yo mismo o aprendido de otros, son formas comprobadas de acabar con la adicción al teléfono móvil, o al menos, de comenzar el camino a superarla.

1. *Reserva un día a la semana para ti*

Este es, con mucho, el enfoque más común que veo entre las personas que han tomado medidas intencionales para frenar su hábito de usar el teléfono celular en la actualidad. Es un proceso muy sencillo, que consiste en elegir un día a la semana (generalmente sábado o domingo) durante el que no utilizarás el teléfono celular de ninguna manera. Eso es todo, simplemente reservar un día para no tocar tu dispositivo móvil.

2. *Comienza un experimento de 30 días para restablecer su uso.*

Esto se parece al proceso de desintoxicación, pero se enfoca concretamente en el uso del celular. Para mí, personalmente, esta ha sido la forma más útil de romper el hábito de usar constantemente el teléfono celular. El uso de mi teléfono celular, cuando no está limitado intencionalmente, tiende a ocupar cada vez más de mi tiempo libre. Ocurre de forma silenciosa y sin intención; ni siquiera parece que me dé cuenta de que está sucediendo.

Hace siete años, dejé mi teléfono inteligente de lado durante las fiestas decembrinas y lo usé solo para llamar y enviar mensajes de texto (no me permití el uso de otras aplicaciones, ni siquiera las de mapas, o la cámara del celular). Fue un periodo de reinicio de 40 días que me ayudó a alinear el uso que le doy a este dispositivo con las actividades más importantes de la vida. Desde ese primer experimento, he utilizado el reinicio de 30 días dos veces más, cada una con gran éxito, y me parece que también para ti lo será.

2. Utiliza aplicaciones que te permitan reforzar el autocontrol.

Hay aplicaciones para casi todos los problemas de la vida. De hecho, incluso hay algunas aplicaciones maravillosas creadas para ayudarnos a limitar nuestro tiempo en nuestros dispositivos. Aquí están algunas de mis favoritas, aunque más adelante platicaremos a fondo de estas opciones:

- *Space* – te permite establecer metas y realizar un seguimiento de tu progreso diario para administrar tus hábitos.

- *Forest* – esta tiene un precio de un dólar con 99 centavos en el mercado, pero te permite mantenerte enfocado/a y estar presente. *Forest* es una aplicación bellamente diseñada que lleva el uso de actividades recreativas a la productividad y da como resultado la plantación de árboles reales en función de tus hábitos personales de uso del teléfono.
- *Moment* – a través de ejercicios breves y diarios, *Moment* te ayuda a usar tu teléfono de manera saludable.
- *Flipd* – esta aplicación bloquea las aplicaciones que más te distraen para lograr en ti un enfoque completo.
- *Tiempo de pantalla* – esta ni siquiera es una aplicación que debas descargar, sino una configuración presente en tu celular. Te permite establecer límites de uso diario en tu teléfono o aplicaciones específicas.

3. No cargues el teléfono cerca de tu cama, por ningún motivo

¿Quieres saber cuál es la mejor manera de mantener a los niños pequeños alejados demasiado del teléfono? No permitiéndoles cargar sus teléfonos en su habitación.

. . .

¿Quieres conocer una excelente manera de mantenerte alejado/a de tu teléfono? No te permitas cargarlo dentro de tu habitación.

Muchos de los efectos negativos del uso excesivo de los dispositivos móviles (falta de sueño, problemas de comunicación e intimidad) pueden eliminarse manteniendo el teléfono celular fuera de la habitación. Al igual que con muchos de los elementos de esta lista, este es un principio que he encontrado personalmente útil.

No dejes que tu teléfono sea lo último que veas por la noche y lo primero que revises por la mañana. Al usar un reloj despertador normal y cargar tu teléfono fuera de tu alcance, no tendrás la tentación de comenzar el día envuelto/a en una avalancha de mensajes y actualizaciones.

4. *Guarda tu teléfono cuando entres por la puerta de tu hogar*

Hay una forma simple y comprobada de mantener la vida en equilibrio saludable con el teléfono celular, y esta es poniéndolo en un mueble de cocina (aislado) al final de la jornada laboral. En otras palabras, cuanto más alejes la tentación física de tomar el teléfono, más podrás desarrollar el hábito de tener la capacidad de ignorarlo cuando está cerca de tu persona.

Cuando termines tu día de trabajo, guarda tu teléfono en un cajón o gabinete.

Esta es una práctica útil para todas las personas, pero creo que es especialmente importante si tienes hijos o un cónyuge en casa que necesita de toda tu atención al llegar.

5. *Cambia la configuración de tu teléfono.*

Entre las ideas sugeridas con más frecuencia para reducir el uso del teléfono celular, encontrarás consejos y trucos simplemente cambiando la configuración de tu teléfono. Las ideas sugeridas más comunes son:

- Desactivar las notificaciones
- Configurar la pantalla en blanco y negro
- Eliminar las aplicaciones basadas en distracciones de tu pantalla de inicio
- Establecer un código de acceso más largo
- Usar el modo avión
- Encender la opción de no molestar

En mi opinión, desactivar las notificaciones es algo que todo el mundo debería hacer independientemente de lo habitual que sea el uso de su teléfono móvil. El hecho de que alguien en el mundo quiera enviarte un mensaje de texto, enviarte un correo electrónico o etiquetarte en una publicación en Facebook no significa que merezca tu atención.

El punto de la escala de grises puede que parezca lo más "nuevo" o impresionante de esta lista. Una de las formas más discordantes de reducir el tiempo que pasas en tu teléfono inteligente es hacer que su pantalla sea mucho menos atractiva a la vista.

Time Well Spent, una organización sin fines de lucro enfocada en cambiar nuestras relaciones con la tecnología, recomienda cambiar la pantalla del teléfono a escala de grises para eliminar las "recompensas brillantes" que los íconos de colores te brindan cada vez que desbloqueas el dispositivo.

A pesar de que este truco es increíblemente efectivo para mantenerte alejado/a de aplicaciones como Facebook e Instagram, puede que termines desactivando esta configuración varias veces cuando necesites usar alguna aplicación de mapas o tomar fotos.

Puedes activar la escala de grises buscando en la categoría "Accesibilidad" de la configuración de tu teléfono. En un iPhone, busca el apartado "Adaptaciones de pantalla" y luego activa "Filtros de color". En un dispositivo Samsung, busca "Visión" y luego desplázate hacia abajo hasta "Escala de grises".

6. *Coloca una cinta para el cabello alrededor de tu teléfono.*

Esto puede sonar bastante peculiar cuando estás intentando encontrar maneras de superar la adicción al teléfono celular, pero hay personas que recomiendan colocar una cinta para el cabello alrededor de tu teléfono celular. Cuando se coloca en el medio del teléfono, la cinta para el cabello permite a los usuarios responder llamadas telefónicas fácilmente, pero dificulta otros usos del teléfono (incluido el simple envío de mensajes de texto).

Así, cada vez que quieres usar tu teléfono, esto provoca un ejercicio de atención plena y te hace preguntarte cuál es la intención de tomar el dispositivo. Si realmente quieres usar el teléfono, necesitas establecer una intención del por qué, y quitar la cinta para el cabello de en medio.

Este ejercicio no consiste en hacer que tu teléfono sea imposible de usar. La práctica consiste en brindar una mayor atención a cada uso específico, en lugar de desbloquear el teléfono sin pensarlo cada 3 minutos y así perder horas y horas con él.

7. Proponte un horario específico

El paso más básico que se sugiere para desconectarte del teléfono es, literalmente, configurar alarmas que especifiquen la frecuencia con la que puedes utilizarlo para revisar cualquier cosa importante para ti. Empieza con una alarma cada 15 minutos, luego pasa a tener una cada media hora, cada 45 minutos o cada hora. Cuando suene la alarma, dedica solo un minuto a revisar todas y cada una de las notificaciones y luego restablece el temporizador.

Para reducir la ansiedad de respuesta y hacerte responsable de este proceso, puedes incluso decirles a tus amigos cercanos o familiares que es posible que no estés respondiendo a sus mensajes tan rápido como solías hacerlo. Este método se parece un poco al primero que revisamos, pero es mucho menos invasivo y permite tener un control más exacto sin dejar de lado que a veces surgen emergencias.

8. *Desactiva tantas notificaciones como te sea posible*

No tienes que ser interrumpido/a por cada "me gusta" que recibe tu última foto de Instagram o con el mensaje de que tu podcast favorito acaba de lanzar un nuevo episodio. Una forma increíblemente sencilla de reducir las distracciones es desactivar las notificaciones automáticas para tantas aplicaciones como te sea posible.

Simplemente dirígete a Configuración > Notificaciones para controlar tus preferencias. Personalmente, solo dejé activadas las notificaciones para el correo electrónico, los mensajes de aplicaciones de chat, mis calendarios y aplicaciones de servicios públicos (como por ejemplo el transporte) que solo se activan cuando las estoy usando.

9. *Elimina las aplicaciones que te distraen de la pantalla de inicio*

Gran parte del uso del teléfono es un comportamiento inconsciente, en el que, sin siquiera racionalizarlo, pasas de Facebook a Instagram, a consultar el clima, a los mensajes de texto… Pero si tienes que buscar específicamente una aplicación para usarla, reducirás las pérdidas de tiempo "accidentales" que ocurren cuando comienzas a distraerte con el teléfono.

Trata de mantener al frente y al centro de tu pantalla todas aquellas aplicaciones que deseas animarte a usar, como las que sirven para leer o aprender un nuevo idioma, pero desterrar cualquier cosa con la que desees limitar tu tiempo a carpetas en una segunda página de aplicaciones, o incluso completamente fuera de la pantalla. Para ir un paso más allá, incluso puedes eliminar ciertas aplicaciones como Facebook o Twitter por completo y relegar su uso al navegador web de tu teléfono inteligente.

10. *Si tienes un altavoz inteligente, ponlo en uso*
Una de las cosas más valiosas de los altavoces inteligentes, como los productos Amazon Echo o Google Home, es que te ayudan a vivir una vida más libre de pantallas. Desde que obtuve uno, dejé de encender música o podcasts en mi teléfono e intento responder a todas las preguntas básicas por voz. En general, usar mi altavoz inteligente para tantas cosas como sea posible ha mantenido mi teléfono inteligente fuera de mis manos durante períodos más largos.

· · ·

Cuando se usan como una colección de herramientas para mejorar y facilitar el trabajo, salud, crianza y vida, los teléfonos celulares son maravillosos y brindan innumerables beneficios. Pero cuando se usan sin pensar y sin consciencia, buscando una nueva dosis de dopamina, se convierten en una distracción de las cosas de la vida que más importan e impactan, además de los efectos negativos enumerados anteriormente.

Aprender a usar nuestros teléfonos inteligentes de manera efectiva puede ser una de las habilidades para la vida más importantes que cualquiera de nosotros puede aprender.

¿Quieres tomar acción?

Aún si no crees que lo que leíste podría aplicar contigo, realiza el siguiente ejercicio y contesta con sinceridad: escribe en una hoja de papel al menos 3 puntos de este capítulo que crees que te serían útiles al aplicarlos.

Después, descarta uno de ellos: aplica únicamente dos en tu rutina diaria. ¡Verás la diferencia!

7

Algunos programas útiles

Internet está lleno de información que puede ayudarte a trabajar de manera más eficaz. Desafortunadamente, el acceso instantáneo a una cantidad tan abrumadora de contenido también puede ser contraproducente. Lo que comienza como un paseo rápido a tu muro de redes sociales o sitio web favorito termina con docenas de pestañas abiertas y horas de productividad desperdiciada.

Todos hemos estado allí. Incluso con una disciplina extraordinaria, es fácil caer presa de estas distracciones, lo sabemos. Es demasiado fácil abrir la computadora portátil, comenzar un proyecto en el que necesitas trabajar y luego perder completamente la noción de tus responsabilidades después de ver una notificación de un amigo. Hay tanto contenido pidiendo tu atención y es difícil no ceder.

. . .

Pero no todo es terrible, también existen buenas noticias y alternativas que te ayudarán con esto. Hay muchas herramientas para bloquear sitios web que pueden ayudarte a superar la tentación de la tecnología adictiva y que distrae la atención. En lugar de obligarte a depender solo de la fuerza de voluntad, estas herramientas cortan el acceso a tus mayores fuentes de distracción.

Se encuentran disponibles una gran cantidad de funciones y rangos de precios. Analicemos algunos de los bloqueadores de sitios web más populares para que puedas tomar una decisión informada:

- *Freedom* para Mac o Windows

Freedom bloquea los sitios web y las aplicaciones que distraen, pero hace mucho más que eso. Es un bloqueador de distracciones todo en uno que te permite bloquear sitios web, aplicaciones móviles, aplicaciones de escritorio o Internet que te distraen. No importa qué es lo que te distraiga y te robe tu tiempo y atención, *Freedom* te devuelve el control.

. . .

Freedom es el único bloqueador de sitios web, aplicaciones e Internet que sincroniza bloques en todos sus dispositivos.

Con *Freedom Premium*, incluso puedes agregar dispositivos ilimitados y listas de bloqueo personalizadas y mantenerte enfocado/a en lo que es importante, comprometiéndote a bloquear las distracciones con anticipación o programando sesiones de bloqueo recurrentes para convertir la productividad en un hábito.

Además de bloquear las distracciones, *Freedom* ahora también ofrece una variedad de otras herramientas, como *Focus Sounds*, que pueden ayudarte a entrar en la zona y mantener tu enfoque durante todo el día. Para un bloqueo y control de distracciones más precisos, este software ofrece funciones como Modo bloqueado, Bloquear todo y Bloquear todo excepto.

El modo bloqueado te ayuda a comprometerte con tus sesiones de concentración al hacer que sea imposible salir de una sesión de bloque activa; bloquear todo te permite bloquear todos los sitios web cuando realmente necesitas apagar Internet con solo mover un interruptor, y bloquear todo excepto te permite bloquear toda la web, excepto los sitios a los que necesitas acceder para hacer el trabajo que te importa.

Ventajas: una de las mayores ventajas de *Freedom* es la capacidad de bloquear las distracciones en todos tus dispositivos. Los usuarios pueden sincronizar sus sesiones de bloqueo en sus dispositivos Mac, Windows, iOS y Android, lo que significa que ya no tendrás que bloquear tu computadora y luego escabullirte a tu teléfono para una revisión rápida de tus noticias en Facebook.

Además de bloquear sitios y aplicaciones móviles, *Freedom* también bloquea las aplicaciones de escritorio. Entonces, si descubres que *Outlook, Mail, Steam, Fortnite* o incluso *Chrome* o *Safari* están matando tu productividad, puedes bloquearlos temporalmente durante tus sesiones de *Freedom*.

Contras: el equipo de *Freedom* está trabajando actualmente para agregar varias funciones nuevas a la aplicación, incluida la programación del calendario y los informes de estadísticas para ver dónde pasa la mayor parte de su tiempo en línea, pero esto aún no es un hecho.

- *StayFocusd*

StayFocusd es una extensión disponible en el navegador web Google Chrome. Esto hace que la instalación sea extremadamente sencilla, incluso si no eres un/a experto/a en tecnología.

Ventajas: muchos bloqueadores de sitios web hacen que los usuarios ingresen a una lista de sitios web específicos (a menudo denominada "lista negra") para bloquear durante ciertos períodos de tiempo. El enfoque *StayFocusd* es un poco diferente. Los usuarios ingresan la cantidad máxima de tiempo que les gustaría pasar en sitios web específicos antes de ser bloqueados. Así que puedes permitirte algo de tiempo para la navegación inactiva.

Una de las mayores ventajas de *StayFocusd* es su versatilidad. Puedes establecer límites de tiempo para tantos sitios web como desees; todo lo que tienes que hacer es escribirlos en la extensión. Siempre que utilices Google Chrome, la extensión funcionará en varias plataformas (Mac, Windows, Linux, etc.)

Contras: La desventaja, por supuesto, es que *StayFocusd* se limita al navegador Chrome. Y, a diferencia de otros bloqueadores de sitios web, no puede establecer varios bloques de tiempo bloqueado. Por último, es posible que aún pierdas demasiado tiempo durante las horas pico de trabajo si eres demasiado generoso/a con tus límites de tiempo.

Un punto extra a favor es que *Stayfocusd* es gratis en Google Chrome.

- *Limit*

Limit es una extensión del navegador Chrome que te permite limitar el tiempo que dedicas a todos los distractores en los sitios web. Para usar con efectividad esta extensión, simplemente selecciona el sitio web que te distrae más y elige un límite de tiempo diario. Por ejemplo, podrías limitarte a diez minutos al día en Facebook o media hora al día en *Duolingo*.

Ventajas: *Limit* es una excelente manera de mantener un límite simple en tus hábitos de navegación. Te sorprenderá lo libre que te sientes cuando llegas a tu límite y sabes que has desactivado las distracciones del día.

Es un simple empujón de comportamiento que contribuye en gran medida a ayudarte a ser más productivo/a, olvidar esta necesidad de sobre estímulos y concentrarte en lo que realmente te aporta.

Contras: Como todas las extensiones de navegador, *Limit* se puede desinstalar. Sin embargo, otra ventaja, como en el punto anterior, es que es una extensión gratuita del navegador Chrome.

- *Pause*

Pause es una extensión simple que te reta a hacer una pausa momentánea y reflexionar antes de visitar un sitio web que te distraiga. Al hacerlo, *Pause* rompe el ciclo de distracción y te ayuda a estar más concentrado/a, presente, productivo/a y ser más intencional con el uso de la tecnología.

Cuando cargas un sitio web que distrae, *Pause* crea una interrupción suave al mostrar una pantalla verde relajante. Después de una pausa de cinco segundos, puedes optar por continuar en el sitio. La interrupción creada por *Pause* te empuja suavemente a tomar decisiones informadas e intencionales sobre cómo estás gastando tu tiempo.

· · ·

Ventajas: Creo que *Pause* es una herramienta increíble para ser más intencional con el uso de la web. La pausa viene pre-sembrada con una lista de los 50 sitios web que más distraen, y puedes agregar o eliminar sitios de tu lista de pausa. También puedes configurar la cantidad de tiempo que te gustaría estar en pausa.

Contras: La realidad es que esta es una extensión simple, gratuita, con un gran impacto.

No encuentro un contra más allá de que no es en sí un software de bloqueo; sin embargo, te ayuda a practicar todo lo discutido en este libro.

- *Focus*

Focus es una extensión del navegador Chrome diseñada para ayudarte a mantener tu enfoque en tu estudio, aprendizaje y el trabajo que importa. *Focus* es ideal para los estudiantes, ya que bloquea todos los sitios web no educativos para mantenerte productivo/a y alejado/a de todas las distracciones que ofrece Internet.

Para usar *Focus*, simplemente debes establecer un pin, decidir a qué sitios web deseas acceder y dejar que *Focus* bloquee el resto. Si deseas visitar un sitio que has bloqueado, simplemente ingresa tu PIN y decide cuánto tiempo deseas permanecer en el sitio bloqueado.

Si eres padre o madre, puedes establecer un pin para tus hijos. O, si deseas usarlo para ti mismo/a, pídele a un amigo o socio que lo configure para que puedas ayudarte a comprometerte de verdad con su uso. ¡Y voilá!

Ahora tienes un conjunto de barreras de seguridad en Internet que te ayudan a mantenerte productivo/a y concentrado/a, ya sea que estés estudiando, aprendiendo a distancia o necesites un impulso adicional de autocontrol para terminar un proyecto.

Ventajas: en lugar de tener que decidir todos los sitios web que deseas bloquear, Focus simplemente te permite decidir a qué sitios deseas acceder y luego bloquea el resto. Su configuración rápida y sencilla hace que sea fácil volver al buen camino y comprometerte con tus objetivos.

Contras: Como todas las extensiones de navegador, Focus se puede desinstalar. Pero es una aplicación gratuita desde el navegador de Chrome.

- *LeechBlock*

LeechBlock es la respuesta de Mozilla Firefox a *StayFocusd*. Este complemento de navegador ha estado bloqueando sitios web que distraen durante más de una década.

Ventajas: una de las primeras cosas que notarás es la gran versatilidad y las opciones de personalización. Los usuarios crean grupos de sitios web que *LeechBlock* restringirá. Luego, estos sitios web se pueden asignar en hasta seis bloques de tiempo diferentes. Para cada bloque de tiempo, los usuarios deciden qué sitios bloquear, cuándo bloquearlos y cómo bloquearlos. Una característica interesante es la opción de contraseña. Los usuarios pueden optar por ingresar contraseñas complejas antes de visitar sitios web que los distraigan. Esto es menos restrictivo que un bloqueo completo, pero ralentiza a los usuarios lo suficiente como para pensar realmente si quieren visitar el sitio web.

Contras: las ventajas de *LeechBlock* también pueden convertirse en sus desventajas si no somos conocedores de la tecnología. Con tantas creaciones y opciones de configuración, la interfaz puede resultar abrumadora.

. . .

También es un complemento del navegador, que facilita su eliminación si estás decidido o decidida a visitar sitios web que te distraigan.

También hay un problema de Mozilla Firefox en el que pensar. A partir de la versión 57 de Firefox (lanzada en noviembre de 2017), solo las extensiones creadas con el marco *WebExtensions* son compatibles. Esto llevó al desarrollador de *LeechBlock* a reescribir la extensión desde cero, lanzando una nueva versión llamada *LeechBlock NG*. El software aún está en desarrollo, por lo que podría haber errores y no se incluyen todas las funciones de la extensión anterior.

Necesitas estar concentrado/a para lograr ser productivo/a y así llegar a la meta de hacer tu mejor trabajo. La fuerza de voluntad puede ayudarte a comenzar, pero con todos los sitios web y aplicaciones que distraen la atención, ¿por qué no equiparte con las mejores herramientas para ayudarte a lograrlo?

Un bloqueador de sitios web te dará tiempo y energía para que puedas concentrarte en las cosas verdaderamente importantes. ¡Y siempre hay tiempo para esos videos tontos de gatos después del trabajo!

. . .

¿Quieres tomar acción? Aún si no crees que lo que leíste podría aplicar contigo, realiza el siguiente ejercicio y contesta con sinceridad: escoge una de las opciones presentadas en este capítulo y pruébala en tu siguiente sesión de concentración, únicamente como un experimento para saber qué tal te va. Si no te funciona, escoge alguna otra de la lista, y vuélvelo a intentar, para comprobar si esta técnica es o no buena para ti.

8

Pequeños trucos para la productividad

Ya hemos discutido que hay muchos consejos sobre productividad disponibles e identificamos aquellos más funcionales, pero, también recopilé para ti algunos otros trucos sencillos que te ayudarán en este camino de desintoxicación con mirada al éxito a largo plazo.

Hay muchos métodos de productividad para elegir que a veces pueden resultar confusos, pero recuerda: un buen método de productividad te ayuda a realizar tus tareas clave o de impacto y te ayuda a lograr tus objetivos.

Todos tenemos días en los que tenemos problemas para ser productivos y hacer las cosas, pero un buen marco de referencia te ayudará a mantener el rumbo a largo plazo.

. . .

Sin embargo, el error que la mayoría de la gente comete cuando piensa en un marco de productividad es que lo ven como si fuera un truco de magia para cambiar quién eres en un instante.

En realidad, todos los marcos de productividad tienen como objetivo ayudarte a estructurar los procesos y ayudarte a tomar mejores decisiones cuando se trata de tu tiempo y decidir en dónde ocuparlo.

En este capítulo, podrás leer 21 métodos de productividad, marcos y mentalidades para que elijas o te inspires con ellos. A sabiendas de que hemos ya revisado los principios más importantes, unos cuantos trucos nunca están de más.

Cómo elegir el método de productividad adecuado para ti y tus objetivos

La razón por la que existen tantos métodos de productividad diferentes es que no todos operan de la misma manera. Es importante comprender que es fundamental elegir el que mejor se adapte a tus necesidades y tendencias naturales.

Si no estás seguro/a de qué método funcionará mejor para ti, prueba algunos diferentes y comienza desde allí.

Aquí hay 3 aspectos a tener en cuenta:

1. Personalidad

Lo primero que debes hacer al considerar los métodos de mejora de la productividad son tus tendencias naturales.

Por ejemplo: ¿te consideras una persona organizada?, ¿tiendes a procrastinar?, ¿eres desordenado/a?, ¿eres una persona madrugadora?, ¿tienes problemas para concentrarte?, ¿necesitas ayuda para priorizar?, ¿cuáles son tus puntos fuertes?

Cada método de productividad trae consigo sus propias reglas, limitaciones y hábitos. Asegúrate de que el que elijas sea una expansión de quién eres en realidad y pueda ayudarte a resolver tus problemas.

. . .

Si bien es importante salir un poco de tu zona de confort, ir demasiado lejos se convertirá en un obstáculo para formar un nuevo hábito productivo.

2. Medio ambiente

A continuación, querrás considerar el tipo de entorno en el que trabajarás. Por ejemplo, algunos pueden estar más cómodos dentro de un proceso desarrollado en un entorno tranquilo en el que se trabaja principalmente en solitario, mientras que otros pueden trabajar en lugares donde hay mucha actividad y dependencias.

El tipo de entorno en el que te encuentras puede mejorar o reducir tu productividad, por lo que es importante utilizar un método que pueda utilizarse fácilmente en tu entorno personal. Algunas personas tienen un mejor desempeño por la mañana, otras tienen más tiempo por la tarde o por la noche, etc.

3. Función

Finalmente, querrás considerar para qué función estás intentando utilizar el método. Aquellos que trabajan directamente con un solo producto o proyecto necesitarán un método diferente al de aquellos que están haciendo varias cosas a lo largo del día.

· · ·

Una vez que sepas cómo distinguir cómo utilizarás el método, te resultará mucho más fácil elegir el mejor.

Recuerda, intenta encontrar uno que te facilite el trabajo y te ayude a realizar la mayor cantidad de trabajo posible.

A continuación, veremos 21 métodos de productividad aclamados que tal vez podrían ayudarte en el camino. No solo encontrarás la información básica sobre ellos, sino también breves explicaciones de cómo funcionan, enumerando los pros y los contras, la rapidez con la que puedes comenzar y para quién es mejor el método.

Con tantas opciones enumeradas, deberías poder encontrar un método decente para tu situación.

1. *Kanban personal*

Kanban es uno de los métodos de productividad líderes gracias a su atractivo visual y facilidad de uso. No solo es fácil comenzar con el Kanban personal, sino que también es fácil de administrar con el tiempo.

· · ·

Funciona de la siguiente manera: el tablero Kanban clásico tiene solo tres listas:

- Pendientes / cosas por hacer: todos los elementos que necesitas para terminar pronto
- En proceso / en curso: contiene los elementos en los que estás trabajando actualmente
- Hechos: todos los elementos que has terminado

Empieza por agregar todos los elementos de acción a tu lista de "Pendientes / cosas por hacer". Una buena práctica es priorizar los elementos según los plazos o la urgencia, con los elementos más urgentes en la parte superior.

Una vez que empieces a trabajar en una tarea, muévela a la lista "en curso". Mientras la tarea esté activa, permanecerá en esa lista. Una vez que una tarea está terminada, la mueves a su destino final, que es la lista de "hecho".

Pros

- Potente visualización
- Fácil de seguir en cuanto a progreso
- Simple de implementar y administrar

Contras

- Ver listas de tareas largas puede ser abrumador
- Trabajar en proyectos de varios niveles puede ser complicado con este método
- Difícil de escalar

Empezar es bastante fácil, siempre que tengas una lista de "tareas pendientes", colocarlas en el tablero Kanban es simple y directo. El tablero de Kanban, sin embargo, funciona mejor para personas que están más orientadas visualmente y buscan una forma muy simple y directa de administrar proyectos.

2. Cómete la rana

Quienes postergan las cosas, tengan cuidado: este método será difícil para ti, pero también cambiará tu vida si decides implementarlo. La técnica de "cómete la rana" es muy simple, pero requiere fuerza de voluntad.

Cómo funciona: primero, querrás identificar cuál es tu rana: tu rana es la tarea más difícil o la tarea que tienes que hacer, pero que menos quieres hacer en tu día. A continuación, deberás realizar esa tarea a primera hora de la mañana. Eso es todo.

. . .

¿Cómo elegir tu rana? La mayoría de la gente ya sabe cuáles son sus ranas. Pueden sentirlo.

Si necesitas ayuda para detectarlo: es la tarea que has estado posponiendo durante días, o simplemente una que te hace temblar cuando necesitas abordarla.

Este método no "organizará tu vida", pero es muy poderoso y te ayudará a progresar donde te sientas estancado.

Pros

- Elimine la tarea difícil lo más temprano, liberando el resto de tu día
- Fortalece tu fuerza de voluntad con el tiempo
- Reduce el nivel de estrés durante el resto del día

Contras

- Requiere fuerza de voluntad fuerte
- Puede ser emocionalmente agotador y afectar el resto del día.

- Fácil de perder el hábito

Este método se debe iniciar lo más temprano en el día, casi tan pronto como despiertes.

Este método es mejor para aquellos que tienen problemas con la procrastinación y quieren comenzar a hacer las tareas difíciles primero, pero deberás trabajar fuertemente en mantener esta fuerza de voluntad.

3. El método de los objetivos SMART

Más que un método de productividad, los objetivos SMART te ayudarán a establecer tus objetivos y concentrarte en lo que deseas lograr. Según tus objetivos, te resultará más fácil priorizar tus tareas.

Cómo funciona: *SMART* es una fórmula de establecimiento de objetivos que te alienta a ser lo más detallado/a y concreto/a sobre lo que estás tratando de lograr. SMART significa específico, medible, asignable, realista y relacionado con el tiempo, por sus siglas en inglés. Esto significa que cuando te pones un objetivo, este debe estar bien definido de forma clara.

. . .

Debe incluir: qué es lo que estás tratando de lograr, cómo medirás el éxito, quién está a cargo, en qué está basado y si es factible, y cuál es el marco de tiempo en el que debe lograrse.

Aquí tienes un ejemplo:

- Mal objetivo: escribir un libro
- Objetivo SMART: escribir mi primera novela de 300 páginas antes de los 40 años.

¿Por qué la definición de una meta es un método de productividad? Porque una vez que tengas un objetivo bien definido, puedes realizar ingeniería inversa para asegurarte de agregar tareas relevantes y priorizarlas sabiamente todos los días para cumplir con tu fecha límite.

Pros

- Utiliza objetivos SMART para guiar tu priorización diaria
- Un buen objetivo te ayudará a mantenerte motivado/a
- Sabes cómo se ve el progreso
- Tienes una definición clara de éxito

Contras

- No resuelve conflictos entre diferentes objetivos
- El plazo establecido puede causar estrés
- Puede que te concentres demasiado en los objetivos y no en el proceso

Este método no requiere mucho tiempo para ponerse en marcha y puedes comenzar a trabajar hacia tus objetivos tan pronto como los tengas por escrito. Es un buen método para personas que necesitan ver el "panorama general" para mantenerse motivadas.

4. El método de acción

En el núcleo del "método de acción" está la creencia de que todo en la vida es un proyecto y, una vez que se gestiona como uno, se puede actuar fácilmente.

Cómo funciona: el primer paso es comenzar a ver todos los "proyectos" que deseas lograr. Pueden ser proyectos personales como organizar tus finanzas o un proyecto que estás haciendo por trabajo. Cada uno de esos proyectos debe dividirse en 3 tipos de "carpetas":

1. Pasos de acción: el próximo tiempo de acción concreto en el proyecto
2. Referencias: documentos o recursos que necesitas conservar, pero sobre los que no debes actuar
3. Elementos de segundo plano: cosas que podrías necesitar manejar más adelante o ideas con las que se relacionará tu proyecto más adelante.

Una vez que obtengas un nuevo proyecto, divídelo inmediatamente en estas 3 carpetas.

Luego, deseas asegurarte de que los "pasos de acción" de cada proyecto estén frente a ti todos los días, para que sepas en qué concentrarte sin las distracciones creadas por los lados no accionables del proyecto.

Pros

- Puedes ver todo lo que necesitas para comenzar
- Tus ideas y tareas se mantendrán frescas en tu mente
- Puedes ver cómo tu lista disminuye a medida que completas las tareas

Contras

- No te ayuda a establecer prioridades
- Puedes sentirte abrumado/a por la cantidad y la longitud de las listas

La implementación inicial puede llevar algo de tiempo, ya que necesitas mapear los "proyectos" en tu vida y luego dedicar tiempo a organizarlos en las diferentes "carpetas".

Una vez que se configura el proyecto inicial, deberás agregar después un método de priorización en la parte superior. Este método funciona bien para personas que administran proyectos con muchas referencias y documentación externa y necesitan ayuda para mantenerse enfocados en los "accionables".

5. Debe, debería, querer

Este método, presentado originalmente por *Jay Shirley*, es una excelente manera de priorizar tus tareas y encontrar el equilibrio entre todas tus diferentes necesidades.

Cómo funciona: antes de comenzar su día, crea una lista basada en los siguientes criterios.

Yo debo _____

Necesito _____

Yo quiero_____

Lo imprescindible es lo que definitivamente se debe hacer hoy y lo que no puede esperar hasta una fecha posterior. Primero, piensa en algo imprescindible. Estas son cosas que deben hacerse pase lo que pase, como pagar una factura.

A continuación, piensa en algo que deberías hacer.

Esto debería ser todo lo que debe hacerse sin límite de tiempo, como responder a determinados correos electrónicos o limpiar la casa. Esto generalmente incluirá elementos de acción que apuntan a una fecha de vencimiento más distante. O "invertir" en un objetivo a largo plazo.

Finalmente, piensa en algo que quieras hacer. No importa si es urgente o no, esto es para ti, como, por ejemplo, unas buenas vacaciones.

Pros

- Te ayuda a mantenerte enfocado/a

- Te hace priorizar y considerar tus tareas con cuidado
- Toma en consideración las preferencias personales

Contras

- No es una buena forma de abordar listas largas y complicadas.
- Es fácil que las tareas se encuentren entre las 3 categorías.

Puedes iniciar un volcado de cerebro para tener todos los elementos de acción frente a ti o simplemente comenzar ahora con lo que está en tu cabeza. Si bien este método es excelente para cualquier persona, es especialmente bueno para aquellos que desean concentrarse en el progreso diario y tener en cuenta tanto los objetivos personales como a largo plazo.

6. Bloqueo de tiempo

El bloqueo de tiempo es una excelente manera de administrar tu tiempo y asegurarte de que tu día esté bien planificado. Con el bloqueo de tiempo, divides tu día en varios bloques de tiempo, cada uno enfocado en una tarea específica o categoría de tareas y solo éstas. Este método es una excelente manera de visualizar tu día y asegurarte de no sobrecargarlo o perderte de algo que querías hacer.

Cómo funciona: el primer paso es hacer una lista completa de todo lo que deseas hacer y estimar cuánto tiempo tomará cada tarea. Debes agregar tanto las tareas laborales como las personales a la misma lista. A continuación, todas las semanas, vas a priorizar tus tareas y comenzar a agregarlas a tu calendario como bloques.

¿Estás trabajando en una tarea que tardará 2 horas en completarse? Agrega un bloque de 2 horas. ¿Vas al gimnasio? Agrega ese bloque de tiempo de 1 hora.

Si bloqueas ese tiempo con anticipación, te asegurarás de tener tiempo para las cosas importantes para ti, pero también te asegurarás de no sobrecargar tu día. Al bloquear el tiempo necesario, también descubrirás bloques de tiempo "muertos" que puedes usar para tu tiempo personal o para hacer más trabajo.

Las variaciones de este método pueden incluir:

- Bloqueo de tiempo: bloqueo de horas específicas para tareas dedicadas
- Procesamiento por lotes de tareas: cuando agregas una tarea similar al mismo bloque de tiempo (como responder correos electrónicos)
- Temas del día: cada día está dedicado a un proyecto o tiempo de trabajo diferente

Pros

- Garantizas que harás las cosas importantes
- Jornadas productivas estructuradas
- Descubres el tiempo libre oculto
- Tienes una representación visual de cómo pasas tu tiempo
- No sobrecargues tu día y tienes un mejor control sobre tu tiempo

Contras

- No todo se puede planificar de antemano
- Es difícil estimar las tareas que realizas por primera vez
- Puede sentirse demasiado estricto a veces

Puedes comenzar de inmediato, simplemente prioriza tus tareas para el día siguiente y agrúpalas, ve cómo se siente. Este método es mejor para aquellos a los que les va bien cuando establecen un horario y lo cumplen y para las personas que prefieren una representación visual para comprender sus prioridades.

7. Prime Time Biológico

Acuñado por Sam Carpenter en su libro "*Work the System*", "*Biological Prime Time*" se basa en el hecho de que nuestros niveles de energía cambian a lo largo del día, y lo mejor es ajustar tu planificación diaria de acuerdo con esto.

Cómo funciona

Empieza por descubrir tus niveles naturales de energía a lo largo del día. Para hacerlo, tómate un periodo de 3 semanas y documenta qué tan lleno de energía te sientes a lo largo del día. A cada hora del día, dale una calificación entre 1 y 10 (10 es alta energía).

Durante ese período de tiempo, trata de evitar cualquier cosa que interfiera con tu nivel de energía natural (café, por ejemplo). Según lo que hayas descubierto, planifica tu día en consecuencia. Si naturalmente tienes altos niveles de energía por la mañana, agrega la tarea en la que necesitarás concentrarte más en la energía por la mañana.

Si tienes bajos niveles de energía por la tarde entonces guarda tus tareas de bajo consumo para ese momento.

Revisar correos electrónicos, por ejemplo, o tareas burocráticas.

Pros

- Puedes hacer el trabajo en poco tiempo
- Solo trabajas durante tus horas productivas
- Siéntete mejor y más "natural" mientras trabajas

Contras

- En momentos de mucha actividad, es posible que debas ignorar tu energía "natural" para hacer las cosas a tiempo
- Se necesita tiempo para saber cuándo son tus mejores horas
- No puedes hacer que todos se sincronicen con tu nivel de energía

Dado que deberás realizar un seguimiento de tus niveles de energía durante al menos 3 semanas, no podrás comenzar de inmediato. Mientras realizas el seguimiento, puedes comenzar a trabajar en tus listas para agregar todas las tareas importantes que deberás realizar. Es mejor para las personas que desean estar más conectadas consigo mismas y tener un control total sobre su calendario.

8. Hacer las cosas

Es completamente normal que las personas se estresen cuando intentan recordar todo lo que necesitan hacer, muchas personas descubren que les va mejor con listas y calendarios, que es exactamente para lo que sirve este método.

Cómo funciona: crea una lista llamada "bandeja de entrada" y captura todas tus tareas y todos los pendientes existentes. Aquí es donde registrarás todas tus nuevas tareas entrantes. A continuación, quieres to procesarlo en base a un conjunto simple de reglas:

1. ¿Es esta tarea procesable? De lo contrario, decide si quieres tirarla a la basura, guardar la información en una carpeta de referencia o dejarla a un lado por algún tiempo en el futuro

2. ¿La tarea es procesable?
3. Si te lleva menos de dos minutos, hazlo ahora
4. Si se necesita más, ¿puedes delegarlo? Si lo haces, delega ahora
5. Si tienes una hora / fecha específica en la que debe hacerse, colócalo en tu calendario
6. Todo lo demás: clasifícalo por la lista de proyectos relevantes y revísalo cada semana para priorizar lo que harás

Pros

- Libera tu mente de ser una unidad de almacenamiento
- Organizas todas tus tareas en una lista
- No vuelves a perder una fecha límite

Contras

- Necesita un mantenimiento diario continuo o se vuelve obsoleto
- Algunos pueden sentirse abrumados por una lista larga
- Necesita mucha estructura y disciplina para que funcione

Como algunos de los otros métodos, éste toma muy poco tiempo para comenzar y puedes iniciar tan pronto como todo esté procesado. Puedes tomar algún tiempo completar tus tareas, pero la paciencia y la perseverancia harán el trabajo. Este método es una gran opción para las personas que se sienten abrumadas u olvidadizas. Es una excelente manera de organizar tu vida y sentirte en control.

9. Pomodoro / Sprints

Mantener la concentración durante un largo período de tiempo es difícil. Estar concentrado/a durante un período corto predefinido es más fácil. El método Pomodoro utiliza un temporizador para dividir tu día de trabajo en intervalos cortos de 25 minutos con descansos de 5 minutos en el medio.

Cómo funciona: haz una lista de las tareas que necesitas hacer hoy y dividelas en sesiones definidas por tiempo. Se recomienda que realices una tarea para cada intervalo de tiempo. A continuación, configura tu temporizador para la duración que desees (la opción clásica es de 25 minutos).

. . .

Una vez que comience la sesión, querrás trabajar en tu tarea hasta que escuches que el temporizador se apaga y puedes tomar un breve descanso. El tiempo de descanso recomendado entre tareas es de unos 5 minutos. Por cada cuatro tareas, puede aumentar la duración de su descanso a 15 minutos.

Pros

- Puedes hacer mucho trabajo en poco tiempo
- Tomas muchos descansos
- Desarrollas tu capacidad de enfoque

Contras

- No todas las tareas encajan en sesiones de 25 minutos
- A veces, el temporizador se apaga mientras estás "en la zona"
- 25 minutos no es suficiente tiempo para realmente hacer un "trabajo profundo"

Elige una aplicación de temporizador o usa el modo de enfoque que más te convenga y comienza lo antes posible. Es mejor para aquellos que se distraen fácilmente y quieren hacer mucho en poco tiempo.

• • •

10. El método medio

El Método Medio es una excelente manera de utilizar tanto la tecnología como el papel para ser más productivo/a. Te brinda lo mejor de ambos mundos al mantener ambas cosas en equilibrio.

Cómo funciona: documenta en papel sobre la marcha y luego transfiere la información a digital para la documentación a largo plazo y las capacidades de búsqueda.

A lo largo del día, recopila toda la información, las tareas, las ideas y la inspiración en tu cuaderno o diario favorito o en tus publicaciones.

Al final de cada día, revisa todos los materiales que has documentado y procésalos en tu aplicación de lista de tareas favorita o aplicación para tomar notas.

Pros

- Puede tener características de varios métodos
- Su información se guardará digitalmente
- No tienes que preocuparte por jugar con tus

dispositivos electrónicos cuando se te ocurra una idea

Contras

- Puede resultar tedioso transferir todo
- Podrías perder todas tus notas si algo le sucede al cuaderno
- Podrías tener problemas si tus archivos digitales no están seguros

Puedes comenzar tan pronto como tengas tu computadora portátil y tus aplicaciones. Es mejor para aquellos que desean los beneficios de la tecnología y los elementos físicos, o los fanáticos de los productos de papel.

11. Resultados ágiles

El método de resultados ágiles de *J.D. Meier* es excelente para determinar objetivos a corto y largo plazo y se puede utilizar tanto en tu vida personal como laboral. En lugar de concentrarte en lo que quieres hacer, céntrate en lo que puedes lograr.

Cómo funciona: la idea principal es que te concentres en los resultados que deseas obtener y te asegures de lograr algo todos los días. Para comenzar, identifica 3 cosas que deseas lograr: nivel diario, nivel semanal, nivel mensual y nivel anual. Tanto profesional como personalmente.

Todos los días, concéntrate en los 3 resultados diarios que deseas lograr. Al final de cada período de tiempo (diario, semanal, mensual, anual), revisa tus logros y vuelve a planificar en consecuencia.

Pros

- Planificas metas tanto a corto como a largo plazo
- Tres metas se sienten factibles
- Progresas a diario

Contras

- Puede ser complicado equilibrar tus deberes del día a día, con tus objetivos
- Puede llevar tiempo obtener los resultados que deseas

Puedes comenzar a planificar de inmediato y comenzar a ejecutar tus primeros 3 objetivos el día 1.

Es mejor para aquellos que tienen metas tanto a corto

como a largo plazo y necesitan recompensas e incentivos diarios.

12. *Zen to Done*

El "de zen a hecho" (ZTD por sus siglas en inglés) es un método de productividad construido sobre la base de GTD, pero con un giro. Leo Babauta de *ZenHabit* desarrolló el ZTD para abordar el lado más humano del método de productividad popular.

Si bien GTD es un sistema bien organizado, se olvida de tener en cuenta que nosotros, como personas, tenemos hábitos, y entrar en el estilo de vida de GTD, requiere principalmente un cambio de hábitos.

Cómo funciona: el método tiene 10 pasos

1. Recopilar: recopila todas tus tareas pendientes, información y recursos
2. Adquiere el hábito de procesar la información que ha recopilado a diario
3. Tus 3 piedras: al comienzo de la semana, elige 3 cosas importantes que querrás lograr y agrégalas a tu calendario
4. Haz una tarea a la vez sin distracciones

5. Asegúrate de tener listas organizadas (similar a GTD)
6. Asegúrate de que todos tus artículos estén ordenados y categorizados en el lugar correcto
7. Revisa tu meta y progreso mensualmente
8. Minimizar: asegúrate de que tus tareas pendientes se centren en lo importante y que tu lista no esté inflada
9. Forma la rutina en torno al hábito, fíjate como objetivo mantener el proceso de ZDN en una rutina
10. Utiliza tus tareas pendientes para encontrar tu pasión

Pros

- Hay menos posibilidades de que te sientas abrumado/a.
- Sabrás exactamente qué tareas debes realizar
- Puedes dedicar todo el tiempo que necesites antes de pasar a la siguiente tarea

Contras

- Podría llevar algún tiempo revisar tu lista.
- Formar un nuevo hábito todavía es difícil
- No te da un método para priorizar

Es muy fácil comenzar, pero lleva algo de tiempo crear tu lista y trabajar en ella. Es ideal para aquellos que no pueden concentrarse bien en varias tareas y trabajar duro en la tarea que tienen entre manos.

13. No rompas la cadena

No rompas la cadena, inventado mitológicamente por *Jerry Seinfeld*, es un método de productividad que tiene como objetivo ayudarte a mantenerte en un hábito, y es una excelente manera de hacer un seguimiento de tu progreso y recompensarte por alcanzar tus metas diarias.

Es un método simple pero poderoso para lograr tus objetivos.

Cómo funciona: el método gira en torno a que tú cumplas un objetivo diario durante un período de tiempo prolongado. Por cada día que hayas completado tu tarea, simplemente ve a tu calendario y marca ese día como terminado.

. . .

Los primeros días de compromiso suelen ser los más difíciles, pero tu motivación para hacer un cambio te ayuda a salir adelante.

A medida que la cadena se alarga, no romper tu racha se convierte en una renovación propia y te motiva a seguir adelante.

Pros

- Cuanto más grande sea la cadena, mayor será la probabilidad de que trabajes para mantenerla en funcionamiento
- Se convertirá en una segunda naturaleza después de un tiempo
- Puedes sentirte orgulloso/a de ver todas las X en tu calendario

Contras

- Puede ser desalentador romper la cadena
- Puede volverse redundante después de un tiempo
- Es posible que nunca logres ciertas metas que no sean tan importantes

Solo toma unos minutos comenzar tu lista y puedes comenzar a poner X en tu calendario en poco tiempo. Es mejor para aquellos que obtienen buenos resultados cuando ven que sus logros aumentan, así como para aquellos que tienen problemas con la coherencia.

14. La matriz de Eisenhower

Este método es una excelente manera de administrar mejor tu tiempo y esfuerzos. Podrás separar las tareas más urgentes de las menos urgentes, lo que te hará más productivo/a.

Cómo funciona: haz una lista de todas las tareas que necesitas hacer, luego colócalas en cuatro categorías diferentes. Estas cuatro categorías son…

1. Tareas urgentes e importantes
2. Tareas importantes, pero no urgentes
3. Tareas urgentes, pero no importantes
4. Tareas no urgentes o importantes

Cuando se trata de establecer prioridades, querrás hacer primero las tareas urgentes e importantes, luego las tareas urgentes, pero no importantes. Una vez que hayas terminado, puedes comenzar a trabajar en las tareas importantes, pero no urgentes y terminar con las tareas que no son importantes ni urgentes si tienes tiempo.

Debes monitorear tu priorización, ya que para algunas tareas comenzar es importante pero no urgente, y cuando se acerca una fecha límite, pasan de la categoría "no urgente" a la "urgente".

Una tarea urgente e importante puede ser pagar una factura que vence mañana. Una tarea importante que no es urgente, podría ser ir a una cita nocturna con tu cónyuge. No es urgente, pero si no lo haces, a la larga dañará tu relación.

Pros

- Puedes ver fácilmente qué tareas deben realizarse primero
- Puedes aprovechar al máximo tu tiempo porque no te concentrarás en tareas que no son importantes ni urgentes
- Es más fácil ver qué tareas no se deben realizar en absoluto

Contras

- Puede ser difícil determinar en qué categoría debe estar cada tarea
- Es posible que algunas de las tareas sin importancia y no urgentes no se realicen durante mucho tiempo
- No funciona bien con grandes proyectos

Es fácil comenzar y puedes hacer tus listas con relativa rapidez.

Es un buen método para personas que tienen listas de tareas largas y necesitan ayuda para establecer prioridades.

15. El inventario de compromisos

Puede ser difícil decirle a la gente que no y hacerlo a menudo se interpone en el camino. Si dices que no y te niegas a comprometerte, te resultará más fácil hacer tus tareas importantes y le darás menos peso a la necesidad de complacer a los demás.

Cómo funciona: primero querrás hacer una lista minuciosa y completa que tenga en cuenta a qué dedicas todo tu tiempo. A continuación, coloca todo en categorías y dale a cada una un porcentaje del tiempo que tienes que dedicar.

Revisa cada categoría y comienza a eliminar las cosas que no son tan importantes como las demás. A continuación, puedes organizar tu lista y poner qué tareas son las más importantes.

Asegúrate de tener suficiente tiempo para hacer todo en cada categoría de la mejor manera posible.

Esto te enfocará y te ayudará a asegurarte de que solo vas a trabajar en las cosas que has decidido que son lo suficientemente importantes, elimina las cosas que no lo son.

Pros

- Comprendes el costo de comprometerte con las cosas incorrectas
- Dejarás de hacer tareas que realmente no quieres hacer
- Puedes dedicar más tiempo a las cosas que realmente importan

Contras

- No siempre es cómodo decir "no" a los demás
- Puede ser difícil calcular cuánto tiempo necesita todo
- Algunos "sí" son oportunidades ocultas

Puedes comenzar en solo unos segundos, aunque puede llevar algún tiempo escribir tu lista y averiguar qué debe hacerse. Es mejor para aquellos que sienten que están demasiado estirados y aquellos que sienten que no están obteniendo suficientes resultados para la cantidad de trabajo que realizan.

16. La revisión semanal

Este método no solo mejora tu productividad, sino que también puede ayudar a mejorar todas las áreas de tu vida. Puedes mirar las cosas y ver lo que querías hacer de manera diferente y lo que hiciste exactamente bien, y cómo mejorar semana tras semana.

Cómo funciona: una vez a la semana, querrás sentarte en un lugar tranquilo donde puedas pensar y reflexionar.

. . .

También puedes utilizar un cuaderno y un bolígrafo si deseas realizar un seguimiento físico de la información.

Querrás revisar tu última semana en términos de productividad, niveles de energía, lo que funcionó para ti y lo que no.

Por ejemplo:

- Despertarme a las 06:00 am supuso un verdadero cambio de productividad para mí.
- Comer una comida abundante en el almuerzo me sacó de mi ritmo.
- No calcular cuánto tiempo tomará una tarea correctamente.

Además de pensar en cómo fue la semana, querrás ver qué decisiones tomaste y cuáles deseabas cambiar. Puedes proponer ideas para mejorar tus resultados y ponerte al día con cualquier cosa que no hayas hecho.

Pros

- Mejora semana a semana
- Mantienes un registro de los cabos sueltos

- Detecta malos patrones de comportamiento
- Fácil de seguir el progreso hacia una meta

Contras

- Es un hábito adicional que debe agregar
- A veces puede ser emocionalmente agotador enfrentar patrones de malos hábitos

Puedes comenzar de inmediato, aunque se recomienda hacerlo de una semana completa a una semana completa. ¡Así que empieza el domingo!

Es excelente para las personas que desean hacer un cambio de comportamiento y ver el panorama general, pero sienten que su proceso actual del día a día ya les funciona.

17. La lista de cosas que no debes hacer

Listas de tareas pendientes abarrotadas, malos hábitos de gestión de tareas, problemas de autodisciplina. Todos estos rasgos influyen en el desperdicio de energía y en hacer muy poco. La lista de cosas que no debes hacer está aquí para salvarte.

. . .

Cómo funciona: en primer lugar, echa un vistazo a tu lista del mes anterior más o menos. Detecta todos los hábitos que te hacen perder el tiempo, las tareas que no deberías haber hecho en primer lugar y todos los "sí" a los que deberías haber dicho que no.

Ahora toma tu lista de tareas actual activa y busca:

- Elementos de acción que no resuenan con tu conjunto de habilidades y es mejor delegar
- Los malos hábitos deberías dejar de hacer
- Tareas que agotan tu energía
- Cosas que realmente no es necesario hacer
- Tareas que realmente no te pertenecen
- Tareas que no aportan valor

Pon todas esas cosas en tu "lista de cosas que no debes hacer" y cada vez que te sorprendas haciéndolas, detente de inmediato.

Pros

- Puedes averiguar qué tareas son las más importantes
- Puedes ahorrar tiempo recortando tareas
- Ahorra mucha energía

Contras

- Puede resultar difícil averiguar qué es lo que no es tan importante
- A veces, tendrás que realizar tareas de esa lista de todos modos
- Es difícil dejar los viejos hábitos

Necesitas un día para revisar tus viejas listas de tareas y hábitos para identificar a los candidatos que "no se deben hacer". Es mejor para las personas que a menudo sucumben a la tentación, se distraen con facilidad y tienen el hábito de encontrarse trabajando en cosas que no les ayudan a progresar.

18. OKR

OKR significa Objetivos y Resultados Clave. Este método lo utilizan tanto individuos como equipos de personas para ayudar a establecer y alcanzar metas. También es una excelente manera de realizar un seguimiento de tu productividad.

Cómo funciona: con este método, primero deberás averiguar cuál es tu objetivo. Este es el objetivo final que deseas lograr. Los resultados clave son los resultados que indicaron que lograste tu objetivo. Los OKR deben ser precisos. Deben estar limitados en el tiempo, ser medibles, alcanzables (pero no demasiado fáciles de lograr).

Digamos que mi objetivo es vivir una vida más saludable. Mis resultados clave pueden ser:

- Correr 10 km, 3 veces a la semana
- Ceñirme a mi dieta de ayuno intermitente

Pros

- Tienes un camino específico a la meta que quieres alcanzar.
- Priorizas en función de "qué tarea me permitirá progresar más"
- Puedes realizar un seguimiento del progreso a lo largo del tiempo

Contras

- Es una situación en la que solo se gana o se pierde
- Algunos objetivos son difíciles de definir por los resultados clave

Si bien no se necesita mucho tiempo para comenzar, puede llevar algún tiempo alcanzar la meta o los resultados que deseas. Ten mucha perseverancia y paciencia. Es mejor para aquellos que tienen un objetivo específico en mente y desean obtener ciertos resultados en el camino. Es fácil comenzar y puede ayudarte a ver tu desempeño durante un período de tiempo.

19. Tarea única

Vivimos en un mundo que elogia la capacidad de realizar múltiples tareas, pero la verdad es que, para la mayoría, la multitarea no funciona. No podemos prestar el 100% de nuestra atención a varias tareas a la vez, por lo que cada tarea recibe menos atención y se realiza con menor calidad y, sobre todo, lleva más tiempo completarla.

En el libro, "Tarea única: hacer más cosas, una cosa a la vez", se rompe el mito de la multitarea y se explica cómo se hace menos y por qué deberíamos volver a la tarea única, y cómo hacerlo.

Cómo funciona: más que un método "nuevo", el proceso de tarea única se trata más de reintroducir una mentalidad más productiva, lo que puedes lograr en 3 pasos.

1. Deshazte de las distracciones: cierra las pestañas irrelevantes de tu navegador, guarda

el teléfono, aléjate de todo lo que llame tu atención.
2. Desarrolla el músculo de enfoque una sesión de enfoque a la vez. Similar al método Pomodoro, comienza con sesiones de enfoque cortas usando un temporizador. Amplía la duración de la sesión con el tiempo.
3. Tómate un tiempo entre sesiones. Enfocarse consume mucha energía. Para poder concentrarte al 100% en cada sesión, tómate un descanso de todas las pantallas durante una cantidad considerable de tiempo.

Pros

- Mejora tu enfoque con el tiempo
- Haces un mejor trabajo por tarea
- Reduce los niveles de estrés

Contras

- Al principio, se sentirá como si estuvieras haciendo menos
- Puede resultar difícil encontrar un lugar tranquilo para trabajar
- Puede ser difícil no saltar de una tarea a otra

Empieza a entrenar tus músculos ahora con una breve

sesión de concentración. El método es ideal para aquellos que encuentran que se están enfocando en demasiadas tareas a la vez o aquellos que tienen problemas para terminar las tareas debido a distracciones. Al concentrarte en una tarea a la vez y trabajar en un lugar tranquilo, puedes aumentar tu productividad.

20. Organiza el mañana hoy

En su libro "Organice el mañana hoy: 8 formas de volver a entrenar su mente para optimizar el rendimiento en el trabajo y en la vida", Jason Selk, Tom Bartow y Matthew Rudy discuten métodos para optimizar tu rendimiento diario para lograr un mayor éxito en la vida.

Para resumirlo, se trata de hábitos exitosos. Uno de los más exitosos es planificar tu día, con un día de anticipación. Estar preparado/a y organizado/a es lo que separa la calma de los estresados para siempre. El optimizado frente al de bajo rendimiento.

Una de las mejores formas de asegurarte de que mañana será un día productivo para ti es organizándolo hoy. Planificar con anticipación es una excelente manera de reducir el estrés y optimizar tu tiempo.

. . .

Cómo funciona: de una lista de todas las cosas que necesitas hacer, elige 3 que necesitas o deseas hacer mañana. Es importante agregar tu estimación de tiempo para cada tarea. De las 3 tareas, elige 1 que DEBES terminar al final de ese día.

Así es como garantizarás que tu tarea más importante se realice ese día. Entre los bloques de tiempo, programa las 3 tareas grandes y agrega las tareas pequeñas de 1 a 5 minutos. Ahora, hazlo a diario.

Si bien el método es simple, existen dos errores comunes que se deben evitar: no intentes hacer pasar los grandes proyectos complejos como un elemento simple, concéntrate en tareas manejables. Ten cuidado con la forma en que priorizas las tareas en las que trabajarías y asegúrate de tener suficiente tiempo para hacerlo. Puedes usar la Matriz de Eisenhower que mencionamos anteriormente para priorizar.

Pros

- Haz lo más importante
- Iterar a diario
- Te ayuda a prepararte mejor

Contras

- Las pequeñas tareas a veces pueden perderse en el camino
- Menos útil para los días llenos de pequeñas tareas

¡Empieza hoy a planificar tu mañana, por supuesto! Es genial para las personas que se encuentran sobrecargando sus días con tareas.

21. El manifiesto de la lista de verificación

El método del manifiesto de la lista de verificación, acuñado por el cirujano y colaborador del New Yorker, Atul Gawande, tenía como objetivo originalmente resolver un desafío al que se enfrenta la medicina moderna, y se encontró abordando un problema mayor.

La idea detrás del manifiesto de la lista de verificación es que muchas de las cosas que hacemos a diario son complejas y nos hace cometer errores de ineptitud. Los errores se cometen por el mal uso de lo que sabemos.

. . .

Para ayudarnos a reducir el estrés y minimizar la cantidad de errores que cometemos, una lista de verificación bien detallada puede ser extremadamente útil.

Cómo funciona: es tan simple como parece. Para cada rutina, para todo lo que haces más de una vez, o simplemente para una tarea compleja en la que estás a punto de embarcarte, comienza por crear una lista de verificación detallada de lo que necesitas hacer para completar todo de la manera correcta. Toma una tarea que tengas que hacer y divídela en los elementos más pequeños. De "hacer" a "revisar": agrega todo lo que se encuentre en el medio.

Pros

- Reduce el estrés
- Elimina la fricción en el proceso de toma de decisiones
- "CPU mental" gratuito
- Reduce las posibilidades de cometer un error

Contras

- La creación de listas de verificación lleva tiempo
- No es necesario dividir todas las tareas en acciones pequeñas

Puedes comenzar a hacer esto casi de inmediato y puedes hacerlo con relativa rapidez, especialmente si no tienes muchas tareas.

Este método se recomienda principalmente para personas que tienen procesos de repetición complejos. Cirujanos, jefes de campaña, etc.

Ahora que conoces 21 de los métodos para mejorar la productividad, te resultará más fácil realizar tus tareas.

Elegir el método correcto es el primer paso para mejorar tu productividad y deseas asegurarte de que el método se ajusta a tus características personales.

Recuerda, es completamente normal tener que cambiar de método de productividad personal si sientes que el actual no está funcionando. Si es necesario, prueba varios métodos diferentes y utiliza el que funcione mejor.

9

Es posible tener recaídas y malos momentos

¿No te emociona? ¡Acabas de completar tu proceso de desintoxicación de dopamina! ¡Felicidades! Seguramente después de esto te encuentras mucho más relajado/a, tienes un mayor control de tus acciones y tu día, además de que tu capacidad de concentración seguramente también mejoró. Aunque puede que estos resultados emocionen por sí solos, no sería raro que en este momento te estés cuestionando sobre lo que sigue.

Es bueno tener precaución, porque si no sigues tu camino con cuidado y conciencia, seguramente tendrás una recaída, ya que es bastante difícil olvidar la costumbre y el confort que proveen los viejos hábitos. Este último capítulo, buscaremos prevenir una recaída a este ineficiente círculo vicioso de sobre estimulación mediante acciones específicas y sencillas que puedes tener en mente.

1. *Sé consciente de los impulsos que te llevan a tener recaídas*

Recordemos la importancia de la consciencia. Esta virtud es también vital para lograr un cambio duradero, el ser consciente de tu persona y tus acciones te ayudará a mantener aquellos hábitos que son benéficos para ti.

Lo primero que debes hacer para limitar o evitar en su totalidad una recaída a los viejos hábitos es reconocerte cada vez que sientas algún sobre estímulo o la necesidad de éste. Puede que en algún momento sientas dificultades para lograr trabajar en algún proyecto de impacto, así que detente por unos minutos, respira e intenta volver a comprometerte con tu rutina diaria.

De no lograrlo, no te castigues. Es probable que sucedan recaídas (en temporalidades diferentes, pueden pasar días, semanas o incluso meses antes de que suceda), pero esto es normal, ya que no existen procesos lineales y, si bien puede haber momentos de una hiperconcentración benéfica para tus trabajos y proyectos, también habrá momentos de inquietud, ansiedad y sobre estímulo (o necesidad de éste) que interrumpan tu concentración y tranquilidad. Tómalo con calma.

2. *Reconoce que estás batallando con tu mente*

Esto puede suceder y tampoco está mal. Si te pasa, lo mejor que puedes hacer es aceptar la situación y evitar sentir culpas sobre tu estado de ánimo. No te ayudará molestarte, reprocharte ni castigarte para reconstruir tu rutina diaria y hacerlo con éxito, muy por el contrario, empeorará la situación, así que no te estanques en pensamientos negativos, no hay razón para buscar culpas ni sentir vergüenzas. Tranquilízate, reinicia tu rutina al día siguiente y continúa con el proceso: recuerda, un día a la vez.

3. *No creas que el mundo está en tu contra*

Es sumamente complicado mantener la concentración en el mundo en el que vivimos actualmente. Nos encontramos en una competencia constante en la que todos quieren obtener nuestra atención y nosotros queremos obtener la atención de todos. Y "todos" no son solo las personas cercanas, como familia, amigos, colegas de trabajo y viejos conocidos.

. . .

Hay especialistas que quieren tu atención, gente que trabaja en marketing, empresas grandes, bloggers, YouTubers y un sinfín de personajes que habitan el mundo del internet.

La capacidad para atraer la atención de las personas es, en estos momentos, invaluable, y representa una enorme fuente de ingresos no solo para empresas sino para personas comunes y corrientes.

La atención vale muchísimo, capturar tu enfoque significa captar dinero, y es por eso que las redes sociales más famosas como Facebook, Instagram y YouTube harán hasta lo imposible para mantenerte atento o atenta a todos los contenidos que se generen en sus plataformas.

Pero, como lo has visto, para ti, tu propio enfoque puede ser también sumamente valioso.

Recuperar tu concentración y enfocarla en lograr objetivos de gran impacto para tu vida, te puede ayudar a transformar tu "suerte" de manera radical: puedes llegar a ganar más dinero enfocándote en encontrar un gran trabajo o subir de puesto en donde ya estás, puedes incrementar tu bienestar enfocándote en actividades que beneficien tu cuerpo, mente y alma (como pasar tiempo con las personas que más amas o encontrar nuevos pasatiempos favoritos).

Puede que el mundo sí trabaje en tu contra, porque siempre habrá personas allá afuera tratando de monetizar tu atención a su favor, y ese es el punto. Se abren 2 opciones para ti: puedes regalar tu enfoque de manera inconsciente, dejar que cualquier cosa te distraiga de lo que te beneficiará y dejarte de lado para desperdiciar tu tiempo, o puedes protegerte construyendo rutinas, hábitos y sistematizando tus experiencias. ¿Qué suena mejor para ti?

4. *Es mejor tener un plan de contingencia*

Prevenirte ante una recaída es mejor cuando eres realista y aceptas que puede suceder. Algo que ayuda es crear un plan de contingencia. Puedes comenzarlo pensando en todas aquellas actividades que posiblemente te harán perder la concentración, te engancharán y te llevarán de nuevo a realizar tus comportamientos anteriores. Identificándolos, es posible crear planes que te regresen a la realidad.

. . .

Es momento de pensar, ¿qué situaciones podrían llevarte a una recaída? Yo sé que, si reviso mi teléfono justo después de despertar, necesitaré cada vez más estimulantes durante el día.

No solo revisaré los mensajes urgentes, sino que después entraré a Facebook, responderé algunas publicaciones, y éstas probablemente me recordarán de algo que tengo que hacer, o quiero buscar, o contenido que me interesará. Así, mi mente entrará en un estado de sobre estímulo, llenándose de razones para continuar buscando contenido dentro del móvil y no comenzar las tareas que en realidad debo hacer.

Comienza entonces a construir tu plan de contingencia, considerando todas aquellas actividades que seguramente generarán en ti una distracción. Puedes identificarlas rápidamente revisando la lista que creaste anteriormente, ¿la recuerdas? Vuelve a esa columna de "es mejor evitar" y visualiza los peores escenarios que podrían suceder si vuelves a ella.

¿Quieres tomar acción? Aún si no crees que lo que leíste podría aplicar contigo, realiza el siguiente ejercicio y contesta con sinceridad: escribe en una hoja de papel (o en donde mejor te acomodes) todo aquello que te haga pensar que podrías llegar a perder la concentración, dejando a tu rutina de lado. Anota todos los escenarios negativos posibles que puedas pensar y prepárate para ellos de manera mental, visualízate dentro de estos escenarios y las reacciones que tendrías ante ellos, ¿es la reacción que te gustaría tener?

Si no es así, visualízate lidiando con este proceso de una manera más positiva y propositiva.

5. *Trata de involucrarte en un sistema sostenible*

Puedes crear sistemas sostenibles para reducir tus niveles de sobre estimulación, que a la vez sean simples y eficaces. Esto implica que pongas en práctica diversos hábitos y actitudes que te ayudarán a mantener el enfoque y la concentración, sin tener que evitar o cerrarte por completo a las distracciones necesariamente. Esto funciona cuando mantienes en tu mente la rutina diaria simple que trabajamos en capítulos anteriores, algo que te pueda dar seguridad y a lo que puedas adecuarte de manera diaria.

6. *Hay otros neurotransmisores, no tengas miedo en usarlos*

Existen otro tipo de neurotransmisores, conocidos como los del "aquí y el ahora", de los que son parte la endorfina, la oxitocina y la serotonina. Estos neurotransmisores ayudan a evitar la sobre estimulación porque funcionan de manera contraria a la dopamina, y en vez de ponerte en un modo de búsqueda por recompensas, te permiten tranquilizarte y mantenerte presente en el ahora.

Puedes incorporar diferentes tipos de actividades a tu rutina diaria, como, por ejemplo, la meditación, el estiramiento, la caminata, entre otros. Meditar te permite practicar estar presente en el aquí y el ahora, aunque lo hagas por un corto periodo de tiempo: solo basta con cerrar los ojos y centrar la atención en la respiración o en alguno de tus cinco sentidos. Con este último, incluso puedes cambiar tu atención de lo que percibes desde un sentido al otro. Hay muchas maneras de meditar, no hay un método perfecto, pero sí hay muchos libros y videos que indican algunos consejos para principiantes. Incluso si esto no llama tu atención, puedes simplemente experimentar una meditación propia, percibiendo qué funciona mejor para ti.

Por otro lado, los ejercicios de estiramiento y flexibilidad ayudan porque permiten la relajación del cuerpo y las respiraciones profundas, lo que lleva a un sentimiento de calma, tranquilidad y presencia. También puedes practicar ejercicios de atención plena, que consisten en tomar consciencia de todo lo que sucede tanto en tu interior, como al exterior; y hay muchas maneras de realizar esto, como el comer despacio para ser consciente de los sabores y texturas dentro de tu boca, el acostarse en silencio y poner atención en el cuerpo y las sensaciones que llegan a él desde la cabeza hasta los pies.

Incluso realizando tareas del hogar, del trabajo, o pasando tiempo con tus seres queridos, puedes practicar la atención plena, siempre que te comprometas a mantenerte presente y consciente.

Es también benéfico el realizar caminatas contemplativas. No es muy común el poner atención a lo que te rodea cuando sales a caminar, mucha gente opta por utilizar audífonos y no son conscientes del canto de los pájaros, de la sensación del viento en la cara, de los movimientos de los árboles ni de la forma de las nubes.

O puede que las personas se concentren en aquello que dicta su mente, como las responsabilidades de las que deben hacerse cargo, los problemas que aquejan su vida o simplemente recuerdos del pasado. Trata de evitar esto.

. . .

Cuando salgas a caminar, intenta concentrarte, observar todo lo que sucede a tu alrededor como si fuera algo nuevo, porque en cierto sentido lo es. Presta atención a tus sentidos, identifica cosas de las que antes no eras consciente, trata de escuchar cualquier sonido inusual, oler todos los aromas posibles, ser consciente del sudor y el esfuerzo de tus músculos... Intenta estar.

Finalmente, puedes intentar fortalecer tus interacciones sociales y profundizarlas de una manera amorosa y constructiva. Este tipo de interacciones nos ayuda a activar este nuevo tipo de neurotransmisores, como lo es la oxitocina (a veces referida como la hormona del amor).

Mantenerte presente en el momento de interactuar con otros, te permitirá conectar, entender y experimentar nuevas sensaciones de unión y acompañamiento con otras personas, así que asegúrate de estar pasando el tiempo suficiente con las personas que amas.

Aquí va un consejo extra: abúrrete. Puede sonar bastante extraño, pero el no hacer nada puede llegar a ser una habilidad, una buena manera de reducir los sobre estímulos a los que te has expuesto. Siempre queremos hacer cosas, nuestra mente se encuentra en constante actividad, pero ve en contra de la corriente y… no hagas nada.

No te preocupes, no pienses, simplemente siéntate a observar a tu alrededor, permítete comer en silencio, caminar únicamente porque quieres hacerlo sin tener algún destino o prisa.

Cualquiera de las actividades pasadas seguramente incrementará tu tranquilidad, la presencia y atención que pongas a tu día y, por lo tanto, reducirá los efectos de la sobre estimulación, en caso de haber tenido una pequeña recaída. ¿Crees que estas actividades te beneficiarían?

¿Hay algo que te gustaría añadir a tu rutina diaria?

¿Quieres tomar acción? Aún si no crees que lo que leíste podría aplicar contigo, realiza el siguiente ejercicio y contesta con sinceridad: escribe al menos una actividad de este capítulo que te haya llamado la atención y en la que creas que puedes participar de manera diaria para lograr mantener tu calma y concentración. Teniéndola en mente, el siguiente paso es… ¡un desafío! Tienes un reto y un nuevo compromiso, de realizar durante 30 días esta actividad, implementándola en tu rutina diaria para obtener los mayores beneficios de tu proceso de desintoxicación. Por solo 30 días, intenta cumplir con este desafío.

No solo te hará sentir mejor, sino que una vez que termines con tu proceso de desintoxicación, te ayudará a volver más fácilmente a los hábitos aprendidos en este libro. ¡Ánimo!

Conclusión

Puedes tomar el control de tus acciones y decisiones, recuperando tu enfoque y concentración, o puedes continuar dejando que otros alcancen el éxito a expensas de tu atención. Hemos aprendido en estas páginas cómo evitar actividades sobre estimulantes que disminuyan tu capacidad de mantenerte en calma y concentración, pero ahora todo depende de ti.

Puedes elegir aplicar lo leído, realizar los ejercicios y recuperar tu vida, abordando todas las tareas importantes para ti con una mayor facilidad. Aunque sé que pasar por una desintoxicación puede parecer sumamente complicado, estoy seguro de que este proceso te ayudará ampliamente, no solo a reducir tus niveles de sobreestimulación, sino que te permitirá tomar acción para cumplir con tus principales tareas.

Sabes que no es lo mismo sentir emoción que satisfacción, y que lo que queremos es lograr ver el largo plazo y caminar hacia él. Cuanto más aprendas a sobrepasar los estímulos externos y logres enfocarte en el trabajo que debes hacer, en las cosas que te interesan, las personas que amas, y muchos otros factores importantes, podrás sentirte aún más feliz y satisfecho/a con tu vida, tu persona, tu productividad y tus logros.

No es tan difícil llegar a tus metas y sueños, pero sí es necesario entrar en acción. Sé que desde ahora no dejarás tan fácilmente que alguien más se apodere de tu tiempo ni de tu entorno, que no caerás en trampas y que lograrás recuperar el control de tu vida. Puedes tener una vida sana y productiva, confío en que así será y desde ahora solo vendrán cosas buenas para ti.

No olvides que es normal tener recaídas, pero lo importante es nunca abandonar el proceso. Confío en tus capacidades, y es momento de que tú confíes en ellas también.

¡Ánimo!

www.ingramcontent.com/pod-product-compliance
Lightning Source LLC
LaVergne TN
LVHW021718060526
838200LV00050B/2734